OHSAMA BUNKO

つい、「気にしすぎ」てしまう人へ

水島広子

三笠書房

はじめに

「そんなこと、気にしなくていいんじゃない？」という余裕が心に生まれる本

仕事でも恋愛でも人間関係でも、まわりに対しては元気な様子を見せていても、心の中では「何か心に引っかかることがあって、クヨクヨ・イライラ気にしてしまう」ということはありませんか？

常に不安がつきまとう感じがしたり、自分だけが取り残されていると思ったり。その結果、頑張りすぎて疲れてしまったり。

ときどきすごく寂しくなったり、イライラしたりする自分をコントロールするのが難しく、自分の存在がむなしく感じられることもあるかもしれません。

もっと軽やかに、生き生きと、楽しく、毎日を過ごしていけたらよいのに、ポ

ジティブ思考になろうと頑張ってみても、実際にはなかなか難しいもの。

「では、いったいどうすればいいの？」と思うあなたに朗報です。

実は、クヨクヨ、イライラ、不安といった感情には、誰もが振り回されやすいもの。そして、**そうした感情とうまく付き合っていくことは、案外とシンプルで簡単なこと**なんです。

ちょっとしたコツさえ知っていれば、私たちはいつでも、「心の余裕」を取り戻すことができるのです。

本書では、その「ちょっとしたコツ」をお伝えしていきますが、それを知っているのと知らないのとでは、大きな違いになります。

自分なりに、「気にするのをやめよう」「気持ちを立て直そう」と思ってやっていることが、実は逆効果になってしまっている、という場合も少なくないからです。

「心に余裕を持つ」ことがシンプルである理由は簡単です。

それは、私たちにとってもっとも自然な姿が「余裕があること」だから。

「余裕がないとき」は、心がマイナスの感情によってすっぽりと覆《おお》われている状態。

この〝フタ〟をはずすだけで、「余裕でいられる心」「何かと気にしない心」は自然と簡単に手に入るものなのです。

そんなふうにはとても思えない、という方もいると思います。

でも私は、精神科医として、心の病を抱えた方を多く治療してその回復に立ち会ってきましたし、いろいろな活動を通してさまざまな方の心と触れ合ってきました。

その結論として感じるのは、やはり**「人間は本来、強くてしなやかな存在だ」**ということなのです。

もちろん、病気など個別の対応が必要なケースもありますが、原則そのものはどんなときにも変わりません。

どんな場面でも大丈夫、と思えるようになる方法を、本書ではわかりやすくお話ししていきますので、ぜひ身につけてください。

本書を読まれた方が、ご自分の感情と上手に付き合い、より生き生きと輝かれることを心から祈っています。

水島広子

もくじ

1章

自分らしく、もっとしなやかに生きるために
——肩の力を抜いて、リラックスできる考え方

2章 「気にしすぎ」からそっと抜け出す簡単な方法

——「今できること」に目を向けると、ずいぶん変わる

3章 「なにかと思い通りに進まないとき」に
——「困っている」のは、もしかしてお互いさま？

4章 時には、意識して「自分を休ませる」
――「頑張りすぎない」練習

5章 もうちょっと〝いい加減〟になっても大丈夫
――「賢い割り切り方」ができるヒント

6章

「本来のしなやかさ」を取り戻す魔法の言葉

——「心の風通し」をよくすると、いいことが続々！

本文イラストレーション——田中チズコ

1章

自分らしく、もっとしなやかに生きるために

――肩の力を抜いて、リラックスできる考え方

我慢しない、考えすぎない、引きずらない……「感情に振り回されない自分」をつくる！

突然ですが、あなたは、「気にしやすい」ほうでしょうか？

たとえば、以下のようなことに当てはまるものはあるでしょうか。

・「なんであのとき、あんなことをしちゃったんだろう？」と後からクヨクヨ思い出して落ち込む

・予定通りに仕事が進まないと、つい気になってイライラしてしまう

・人からどう思われるかが気になる

心当たりがあるかもしれませんね。「頑張り屋さん」の人ほど、つい、いろいろな肩の荷を背負い込んでしまいがちなものですから。

でも、安心してください。

「いちいち『気にしすぎない心』が欲しい！」

「今よりもっと、心に余裕を持って、気持ちよく毎日を過ごしたい！」

こんな願いをかなえるのは、意外に簡単なこと。

そのためには、自分の感情を上手にコントロールすることが一番の近道です。

それにはちょっとした〝コツ〟があります。

そのコツさえつかんでしまえば、何か落ち込むことがあったときも早く立ち直ることができますし、「私は大丈夫！」と余裕を持っていつも通り進んでいくことができます。

とはいえ、ただ「前向きになろう！」「ポジティブに考えよう！」と言われても、具体的にどうしたらいいのか、戸惑ってしまいますよね。

本書では、心の〝しくみ〟を知ることで「だから、こうすれば〝もっと余裕のある自分〟になれるんだ」ということをおわかりいただきたいと思っています。

まず、はじめにお伝えしたいのは、「私たちは本来、『余裕でいられる』、強くてしなやかな存在だ」ということです。

もちろん人間は生き物ですから、体力には限界がありますし、休息も必要です。疲れてくると、いろいろと思い通りにならないことが起こってきます。

でも、私たちの心に秘められたパワーは、ある意味、無限のもの。

それ自体がすり減ることはありません。どんなときにも、ちゃんとパワーはあるのですから、**本当は、何があっても「ドーン」と構えていればよい**のです。

そうは言っても、明らかに心がしんどいときはあるでしょう。何事にも余裕が持てず、何かに追い詰められたように感じるときだってあるかもしれません。

そんなときは、私たちの心が「不安」で縛られて、本来の力をのびのびと発揮することができなくなっているのです。

本当は、あなたの心は相変わらず、強くてしなやかな状態でそこにあるのですが、イライラやクヨクヨといったマイナスの気持ちや、ストレスなどによってフタをされ、閉じ込められて、表面に出てこられなくなっているようなもの。

すると、自分としては「いろいろなことが気になってしまって、自由に動けない」と感じることになります。


このイライラやクヨクヨといった「ネガティブな感情」は、扱い方を間違えるとどんどん増えていき、「負のスパイラル」に陥《おちい》ってしまいます。

最初はほんのちょっとしたことだったのに引きずってしまい、一日中気になってクヨクヨ・イライラしてしまった……こうした経験は、どなたにもあるのではないでしょうか。

そういうときに、「こんな自分じゃダメだ。もっと明るく振る舞わなくちゃ」と思うと苦しくなってしまいます。

「自分は今、ちょっと落ち込んでいるみたい」と自分の現状を認めた上で、「そうか、こんな原因があって、今こうなっているからだ」とわかれば、自分の感情をもっと自由に、上手にコントロールすることができるようになるのです。

本書では、さまざまな感情の上手な扱い方をお伝えして、負のスパイラルに陥ることなく、心と身体をいつでも平常心で満たす方法をお教えします。

どんな場面でも、この考え方で切り抜けることができる、効果バツグンの方法です。

誰でも「いちいち気にしない心」は手に入れられる

将来への不安にとらわれたり、悲しくなったり、落ち込んだり……そんな気持ちになったとき、注目すべきポイントがあります。

それは、**「自分は『何かのショック』を受けたから、そんな気持ちになったのではないか」**と考えてみること。たとえば、

「Aさんが会社の売り上げ増に大きく貢献した」

「Bさんは仕事も子育ても頑張っている」

「Cさんには留学経験がある」

そういった「ほかの人はこんなに輝いている」という情報は、「衝撃」となってあなたの心を揺さぶるものです。

誰でも、衝撃を受けるとびっくりします。そして、心身が「もう二度と衝撃を

受けたくない」モードに入ります。

衝撃を受けそうなことを警戒するのです。

その「警戒」は、周囲に対してだけでなく、自分自身にも向かいます。

特に、「あの人はこんなにすごいことをした」「この人はもっと頑張っている」というタイプの情報から衝撃を受けたときには、〝それに比べて自分は……〟と自分の「足りないところ」に目を向けてしまいがち。

「ダメな自分」を指摘される形の衝撃を受けないように、自分をもっと完璧に整えなければ、と思ってしまうのです。

すると、前の日までは特に気にならなかったのに、

「自分はこのままでいいの？」

「自分一人取り残される」

「何もやっていない自分は、なんてダメなんだろう」

と気になり始めてしまいます。

「自分はショックを受けている」と認めるだけで……

人間は完璧ではありません。ですから、「足りないところ」探しを始めると、いくらでも見つかります。

今までは「人生の中でうまくいったと思っていたこと」であっても、突如《とつじょ》として「あれは失敗だったのではないか」「うまくいったと思い込んでいた自分が間違っていたのではないか」などと思ってしまうこともあります。

しまいには、自分の人生の選択全部が間違っていたような気になったり……。**「足りないところ」探しの虫メガネで自分を見てみると、足りないところはいくらでも見つかってしまう**のです。

そんな状態から抜け出す方法は、案外簡単です。

「感情」を抑えようとするのではなく、「ショックを受けたこと」のほうに注目するのです。

そうは言っても、受けてしまったものは取り消せません。「受けたものは仕方ない」と認めることこそが、衝撃への取り組みの基本なのです。

強い不安や落ち込みなどの感情も含めて、今現在自分に起こっていることは「そうか、ショックを受けたからだ」と認めること。

たとえば、足の指を机の脚の角などにぶつけるとジーンと痛みますよね。あの痛みは、しばらく続くものです。そんなときには、ただ痛みが去るのを待つでしょう。

「こんなに痛むなんて、いったい自分の身体はどうなっているのだろうか」など と深刻に考え込むことなく、「足の指をぶつけたときって痛いよねー」と、痛みを普通の反応として受け入れるはずです。

そして、その痛みはやがて去ることも知っているので、痛いけれども待つことができます。

身体の衝撃だけでなく、心の衝撃についても、まったく同じように考えればよ

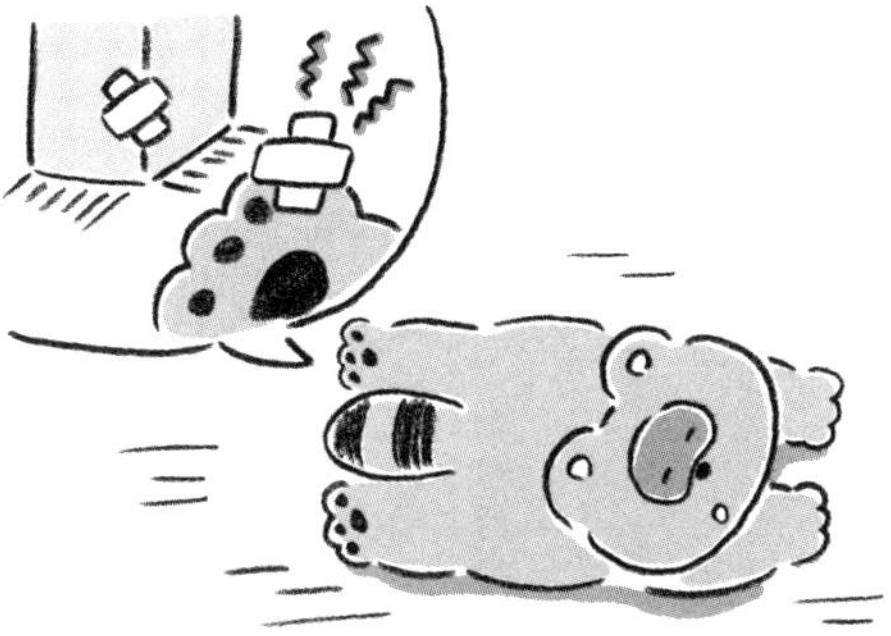

痛みは去るのを待てばいい

いのです。

「うらやましかったり、ショックを受けたりすることを聞いたときって、つい自分と他人を比べていろいろ考えたり、自信がなくなったりするよねー」と、「**気になること」自体を普通の反応として受け入れ、深く考え込んだりせずに衝撃が去るのを待てばよい**のです。

「ああ、これはショックを受けているだけなんだな」と理解するだけで気持ちが落ち着き、衝撃は案外早く去ってくれます。それまで気になって仕方がなかったことも、心からスーッと消えていくでしょう。

あなたの選択が「間違っていた」わけではない

どこかに足の指をぶつけてジーンとなったときはしばらく立ち止まりますが、痛みがある程度去れば、また元通りに動けるもの。

それと同じように、衝撃がある程度去って気にならなくなったら、また元通りの生活を続ければいいのです。

考えてみれば、**自分自身そのものに、何か大きな変化があったわけではなく、単に「〇〇さんが××した」というニュースを聞いただけなのですから。**

また、他人の話を聞いた結果として、自分の選択を後悔することもあると思います。

たとえば、友人が留学する、などという話を聞くと、「やっぱり自分も留学しておくべきだったのではないか……」と後悔して、取り返しのつかない失敗をしたような気持ちになるかもしれません。

そんなときにも**「元通りの生活」に戻る**、ということが大切です。

自分が過去に「留学はやめる」ということを決断したのには、それなりの根拠があったはず。その「根拠」を、一つひとつ思い出していけばよいのです。

「今の職場は自分に合っているから失いたくない」
「留学したからといって、その後の展望が明確なわけではない」
「留学のための費用を考えると、生活のバランスが大きく変わってしまう」
「今の仕事をしながら留学に向けての勉強をすると、体力がもたない」

自分が留学を断念したときの**理由を一つずつ思い出してみると、「自分の選択は決して間違いではなかった」という気持ちを取り戻せる**でしょう。

いちいち他人を気にせずに「元の生活」に戻るのは、案外簡単なことなのです。

「今、この瞬間」を気分よく過ごす

「心の余裕」がなくなって、いろいろなことが気になりだすときというのは、**視点が「過去」や「未来」にいってしまい、「今起きていること」からずれている**場合が多くあります。

たとえば、恋人と一緒にいても、「もしもフラれたら……」「もしも飽きられたら……」と不安になる、というようなとき。

視点は「未来」に向いています。

後で詳しく説明しますが、人は「未知のもの」に対して警戒したり、不安を感じたりします。なぜなら、「未知のもの」には、当然「わからないこと」があるので、自分の安全が保証されないから。

恋人の例の場合、「将来うまくいっているかどうか」という「わからないこと」に不安を感じていることになります。

けれど、**人の心は変わるもの**。

そのときどきでの相性というものもあります。

「恋人に絶対にフラれないようにする」「恋人から絶対に飽きられないようにする」などという形で「安全を保証」することは不可能ですよね。

「未来を素敵にしていく」ために

未来に焦点を当てることの問題点は、心の苦しさ以上に「今の時間を楽しめない・大事にできない」というところにあります。

今現在、何の問題も起こっておらず、せっかく恋人と楽しい時間を過ごしているのに「フラれたら……」「飽きられたら……」と思って気にしてしまうと、現在の時間まで台無しになってしまうからです。

未来のことばかり心配して、「よりよい未来のために現在を犠牲にするのは当たり前」と思って生きている人は、案外少なくないものです。

「こうしておけば将来安心なはずだ」と、現在の幸せはあきらめて、いろいろな我慢を積み重ねる、という考え方です。

しかし、**現在を犠牲にした結果、本当に未来の安心が手に入るのでしょうか。**

たとえば、恋人と一緒にいるときに「フラれたら……」「飽きられたら……」と心配することが、二人の仲を近づけることにつながるでしょうか。

ここで大切なことは、**私たちはいつでも「今」を生きている、**ということです。

楽しいと感じたり、うれしいと感じたりするのも、すべては「今」です。

相手とのつながりや心からの愛を感じるのは、「今」この瞬間なのです。

相手が「この人とずっと一緒にいたいな」と思うのも、「今」。

先のことばかり心配していて、「今」を十分に楽しんでいない人は、あまり魅力的ではないかもしれませんね。

「未来の安心のために」と言いますが、そもそも「未来」という独立したものがあるわけではありません。

「未来」は「今」を積み重ねた先にあるのです。

つまり、**「今」の質を高めていけば、それを積み重ねた先である「未来」の質も高いものになる**、ということになります。

逆に、常に「未来の安心のために……」と「今」をおろそかにする生き方を続けていくと、死ぬまで「未来の安心のために……」と考えてしまい、一日一日を楽しむことができなくなってしまいかねません。

「今」、愛を感じられるようにしていけば、未来にも愛を感じている可能性がそれだけ高くなるのです。

逆に、未来への不安によって現在が乗っ取られると、二人でいる時間を楽しむことができず、もしかしたら、それが原因で恋人の心を離れさせてしまうかもしれないのです。

また、「前も同じような失敗をしたから、今回もうまくいかないかも……」というように、「過去」に焦点が当たっているときも、この考え方が当てはまります。

私たちが生きているのは「今」。

そう考えると、やるべきことが見えてきて、「気にしすぎ」ている状態から自然と抜け出せるはずです。

「ありのままの自分」でいられる人と付き合う

ここで、人間関係で「気にしすぎ」ないでいられるためのキーワードを紹介します。

それは**「ありのままの自分」を基本にする**、ということ。

ネガティブな感情にとらわれることも含めて、私たちにはいろいろと『完璧でないところ」があります。でも、それは与えられた事情の中で自分なりに頑張って生きている結果。

それに対して、「ここが足りない、あそこがおかしい」と言うのではなく、「ありのまま」を受け入れてくれる人は、一緒にいて安心しますし、安心できると「もっと頑張ろう！」という気持ちが出てくるもの。

そう、**本来の「しなやかさ」が解放されてくる**のです。

たとえば恋人についても同じです。

「嫌われないこと」を気にするより、自分の「ありのまま」を愛してくれる人とパートナーシップを築くほうが、人生においてはより重要なのではないでしょうか。

人生のパートナーが、自分の「ありのまま」を丸ごと認めてくれる人であれば、これほどすばらしいことはないでしょう。

人の顔色を「うかがわない」

そう考えると、**「今の恋人は、自分のありのままを愛してくれる人か」**という視点が生まれてきます。

これは、恋人との関係の中で、「フラれたら……」「飽きられたら……」というところだけに注目して、自分の幸せを完全に相手に委《ゆだ》ねているときとはまったく違う見方です。

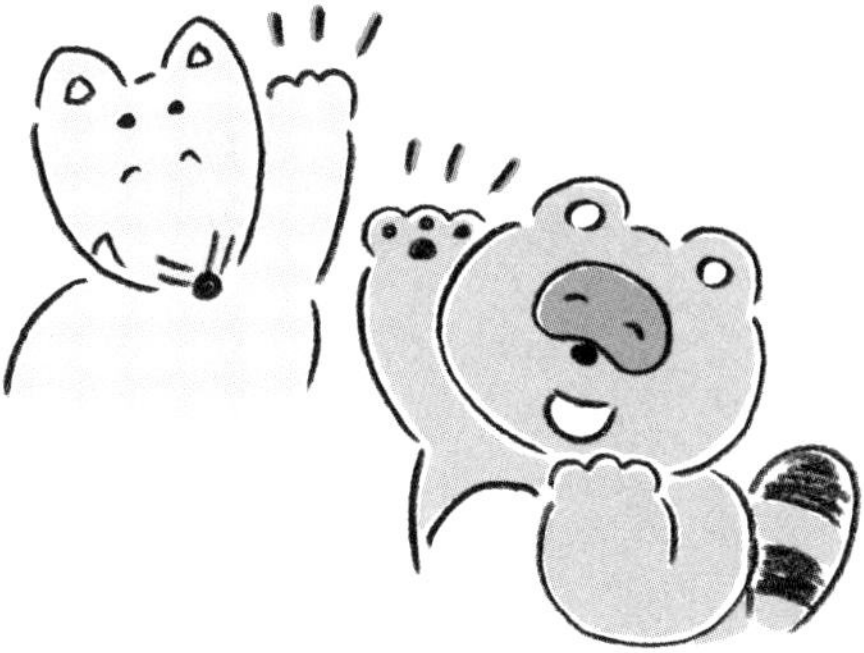

“ありのまま”でいられる時間を大切にする

「自分も相手を選ぶ立場にある」という意識が生まれて、気持ちがラクになるはずです。

「相手に嫌われない」ことばかり気にするのは、「まな板の鯉《こい》」になっているのと同じです。大切なのは、自分が「ありのまま」に振る舞ったときに、恋人がそれを受け入れてくれるかどうか。

親子などとは違い、恋人は、自分に合う相手を探して選ぶことができます。

ですから、**「自分のありのままを受け入れてくれる人を見つける」**ということのほうが本質的なテーマとなりますね。

「恋人に嫌われる」ということを、要は、

「この人が自分に合わなかったというだけであって、もっと合う人を見つければよいのだ」というように考えることができれば、自分の感情をもっとコントロールしやすくなるはずです。

自分の周囲にどんな人を「キャスティング」するか

自分に合う人を選んだほうがよいというのは、恋愛だけに限った話ではありません。

最近、友達のフェイスブックなどのSNSを頻繁《ひんぱん》に見ていないと取り残されるのではと不安になったり、憂うつになったり、という話をよく聞きます。

これでは、「友達」が主役で、あなた自身は「脇役」になってしまいますね。

でも、**自分の人生の主役は、ほかでもない自分自身**です。ですから、「どういう人を身近に置くか」についても、自分で自由に選択すればよいのです。

この頃、「余計なものを捨てて、お気に入りのもので身の回りを固めよう！」

という考え方が支持されるようになってきました。実は、人についても同じことが言えます。

せっかくの人生なのですから、**「一緒にいることで自分らしく生きられる人たちで身の回りを固める」という発想をしてもよい**のです。

一緒にいることで自分らしく生きられる人たち、というのは、自分の「ありのまま」を認めてくれる人たち。特に取り繕《つくろ》ったり、背伸びをしたりしなくても、自然体のまま、「そのままでいいんだよ」という目で見てくれる人たちです。

そんな人たちに囲まれた質の高い人生を、送ってみたいと思いませんか？

とはいえ、親子など逃れられない関係や、上司など当面付き合わなければならない相手との関係もありますね。そんなときにも「ありのままの自分」でいられるためのコツは、この後詳しくお話しします。

「3つの考え方」で、こんなに心は軽くなる！

仕事、恋愛、人間関係……日常の場面で、時にいろいろなことが気になって、余裕を失いそうになったりしたときは、これらの考え方を思い出してください。

「心が〝衝撃〟を受けただけ」
「ちゃんと〝今〟に視点がおかれている？」
「ありのままで大丈夫」

そう考えると、心に引っかかっていた「気になること」が、スルスルとほどけていく感覚がわかるはずです。

次の章からは、より具体的な「感情」「場面」に分けて、対処法を説明していきましょう。実践すれば、あなたの心は、いつでも穏やかに、自分らしく輝いていられます！

2
章

「気にしすぎ」から
そっと抜け出す簡単な方法

――「今できること」に目を向けると、
ずいぶん変わる

不安という「センサー」の上手な扱い方

「いちいち気になって困る」という人にとって、一番やっかいなのが「不安」という感情ではないでしょうか。

不安になると、なんとかそこから抜け出そうと、人はいろいろな行動に出るものです。

たとえば、助けてほしくて人に依存したり、つかの間の安心を得るために自分にとってよくないものにしがみついたりすることもあります。

「○○さえ手に入れば安心できるのではないか」と、何かにはまり込んでいくことも起こります。そうすると、ますます心ががんじがらめになり、人生の可能性を狭めていくことにもなります。

また、「失敗するのが怖い」という不安のために、新しいことをしたいのにできない、と悶々《もんもん》としている人もいるでしょう。

反対に考えれば、「不安」という感情を上手にコントロールすることができれば、**どこへ行くにも何をするにも自由に、気持ちよく決断でき、自信を持って毎日を過ごすことができる**、ということになります。

そんな「いちいち気にしない自分」になるための「考え方」をご説明しましょう。

なぜ、そんなに「不安」になるのだろう？

一見やっかいな感情に思える「不安」ですが、実は「役に立つ」感情です。

人間には、不安のほかにも、怒り、落ち込み、悲しみ、嫉妬《しっと》……と、さまざまな感情があります。こういう苦しい感情は、できればなくなってほしい、と思っているかもしれません。

でも、**これらの感情はすべて私たち自身を守るために備わっている**のです。

たとえば、熱いものを触ったときに「熱い！」と感じることがなかったら、やけどをしてしまいます。また、ケガをしたときに「痛い！」と感じることがなかったら、放置して命に関わることになるかもしれません。

「熱い！」も「痛い！」も、それ自体はつらい感覚ですから、感じたくないものですが、もしも本当に感じなくなってしまったら……？　と考えると、どれほど自分を守ってくれる感覚であるかがよくわかると思います。

感情は、心の感覚のようなものです。

身体の感覚が「それが自分の身体にとってどういうものか」を教えてくれるのに対して、感情は、「それが自分の心にとってどういうものか」「自分という存在にとってどういうものか」を教えてくれます。

不安を無理矢理「消す」必要はない

不安は「安全が確保されていない」ことを知らせてくれる感情です。

暗い山道を歩くとき、何の不安も感じなかったら、おしゃべりしながらのんきに歩いて転落、などということにもなりかねませんね。不安だから、慎重に一歩一歩進むようにするわけですし、場合によっては「不安だから、これ以上進むのはやめよう」という決断をすることもできるのです。

人と接するときもそう。初対面の人のことはよく知らないわけですから、「安全が確保されていない」ので慎重に接します。よく知らない人には、自分のことをすべて伝える気にはならないものです。

その結果として、危険な目にあうリスクを減らすことができます。

後でお話ししていきますが、ほかのさまざまな感情にも、それぞれの意味があります。

ですから、ネガティブな感情を覚えたときやそれらが気になりだしたときには、それを否定するのではなく**「何が起こっているのか」をよく見て、その感情を引き起こしている「もと」にうまく対処すればよいだけ**なのです。

これは、「熱い！」と感じたら手を引っ込めてそれ以上触らないようにし、「痛い！」と感じたら、ケガになる前に危険なものを取り除くのと同じことです。

不安の場合は、「安全が確保されていないのだな」と知って、対処すればよいだけ。

つまり、不安は単なる「イヤな感情」なのではなく、本来は自分を守るために備わっているセンサーなのだと言えます。

考えすぎない、こじらせない方法

人間は、「未知」のものには不安を感じます。

「未知」のものには常に、「安全が確保されていない」部分があるからです。

しかし、ことの性質によっては「未知」を「既知（＝知っていること）」に変えることで、不安を解消することができます。

たとえば、「この前あんなことを言ってしまって、余計なお世話だと思われたのではないか」ということが不安で、どうしても気になってしまうのであれば、**相手に直接聞いてみるのもよいで**しょう。

相手から、「おかげで、なんとかうまくいったよ」と感謝されるかもしれません。そうすると「なんだ、相手は全然そんなふうに思っていなかったんだ」と安心することができ、気になっていたことがスーッと解消されます。

この場合、相手の気持ちが「未知」（どう受け取ったのかわからない）から「知っていること」（余計なお世話などとは受け止めていない）に変わっていることがわかります。

「未知」のものには文字通り「知らない部分」があるので、安全が本当に確保されることはありません。

ですから、不安はあって当たり前、気になって当然、ということなのです。

「よくわからないことには、不安を感じて当たり前」。

これを知っているだけで、多くの不安から解放されます。

ある程度の不安は「織り込みずみ」にしておく

私たちは普通に生活をしている限り「未知」のものを避けて通ることはできません。

ですから、「どうしても気になること」「感じて当然の不安」というものがあるのです。

たとえば、新しい環境に入るときに不安を感じるのは、生き物としてまったく当たり前のこと。そこは「未知」だらけだからです。

もちろん下調べをしたり、相談に乗ってくれる人を見つけたりして、できるだけ不安を減らすことはできますが、それでも「完璧」はあり得ません。

どうやっても「よくわからない部分」は残るからです。

その際に、**「こういうときには不安を感じて当たり前なんだな」と思えるかどうかで、気持ちを切り替えられるかどうかが決まってきます。**

不安を完璧になくそうとすると、「もしも○○になったらどうしよう」ということが次々と浮かんできて、エンドレスになってしまうからです。

知らないことに対して「もしも○○になったらどうしよう」は、いくらでも思いつくことができますね。

そして、一つの「もしも〇〇になったらどうしよう」には、いくつもの「そしてその結果として、こうなってしまったら……」がついてきますから、悪い方向へと考えてしまい、どこまでも不安が膨《ふく》れあがってしまい、気になって仕方がなくなってしまうのです。

しかし、「ある程度の不安は当たり前」と考えると、「ああ、いつものあのパターンね」と思えるので、心がスーッとラクになるのです。いろいろなことが、自然と気にならなくなるでしょう。

「不安のメガネ」を外してみませんか

たとえば、大切なプレゼンの前日、「もしも失敗したらどうしよう……」と思うと気になって眠れない、などということもありますね。

このようなときにも、やはり次から次へと「もしも○○したら……」「もしも○○と思われたら……」と気になる材料が浮かんできて、心配が大きくなっていきます。

なんといっても、明日のプレゼンがどうなるかというのは「未知」のことですから、そもそもが不安とは無縁でいられません。

これは**「感じて当たり前の不安」**です。

ところが、「こんなに気になるのは当たり前」と思えないと、感情がコントロールできなくなります。

すると、不安なところばかりにピントが合う**「不安のメガネ」**を通して物事を見るようになってしまい、すべてのことが気になってしまうのです。

すべてが心配、という「メガネ」をかけて周囲を見ると、つい「安全でなさそうなところ」ばかりに次々と目が向いてしまいます。「もしも○○なことが起きたらどうしよう」と気になりだしてしまうのです。

「未来」に何が起こるかは誰にもわからないので、未来について考えている限り、どうしても不安はつきものです。そして、「先のことを考える」と、「不安になる」というのは切っても切り離せない関係にあるので、そこから抜け出すことができません。

まずは、自分が「もしも○○したら……」「もしも○○と思われたら……」の「負のスパイラル」にはまり込んでいる、ということに気づきましょう。

未来と不安はセットであり、「もしも○○したら……」と考えても安心は得られない、ということを思い出してください。

「ある程度の不安は当たり前」と思うところから、前向きな取り組みを始めることができます。

まずは「大変な自分」を大事に

「ある程度の不安は当たり前」と思えたとたん、この「不安のメガネ」を手放すことができます。

「メガネ」をかけた状態で一生懸命「ここは安全ではない」「あそこも危険」と考えても、あまり意味がないことがわかるからです。

「メガネ」を手放して自分自身を見てみ

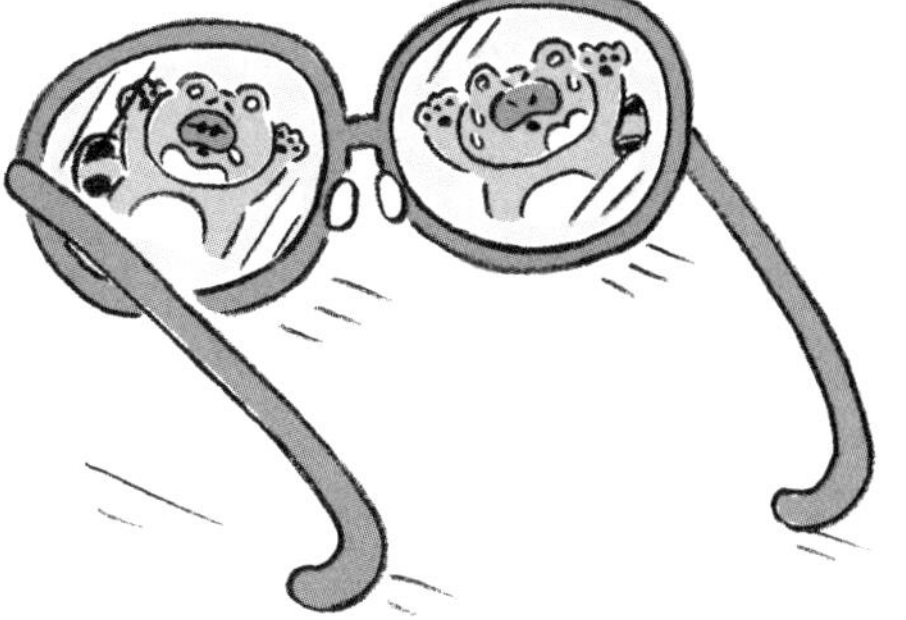

「不安のメガネ」を外してみる

れば、そこにいるのは「不安を抱えて大変な自分」。

いくら「あって当たり前」の不安とはいえ、ずっと抱えていることはストレスですよね。「そんなストレスを受けている自分をいたわってあげよう」と、考えてみてください。

「もしも〇〇したら……」「もしもこう思われたら……」

と、ギュウギュウに自分を追い込んでいるときは、ただでさえ新しいことに挑戦しようとしている大変な自分を、さらに痛めつけているということ。

せめて、自分で自分を追い込むのをやめて、いたわってあげましょう。

親しい人に「明日大変なんだ」と話して温かく励ましてもらったり、お気に入りのリラックス法をやってみたり、自分の気持ちを盛り上げる「ちょっとした贅《ぜい》沢《たく》」を自分に与えてみたり……。

自分に合ったいたわり方を考えてみましょう。

緊張のあまり眠れないときは、「睡眠不足でプレゼンの出来が悪くなったらどうしよう！」と自分を追い込むのはやめましょう。

眠れなくて大変な自分に温かく寄り添う感覚で**「身体だけでも休めようね」と横になっていれば、気持ちが安らぎます。**

また、平常心を取り戻すために、自分の「身体」を強い味方にする方法もあります。それについては108ページでお話しします。

〝心の持っていき方〟で「気分」も自由自在

不安が次々湧いてくるときは、「ある一点」に視点がとらわれてしまっているとき。

たとえば、「ちゃんとプレゼンできるだろうか」というところだけを見ている限り、心は不安生産工場みたいになってしまいます。


なぜかというと、「うまくいくかどうかわからない」だけでなく、

「結果がすべて」

「自分の評価に関わる」

「一人でやらなければならない」

と、ますます自分を追い込む条件がそろっているからです。


こんなときにはちょっと視点を転換するだけで、がんじがらめになっている状

況から、自分を解放してあげることができます。

自分を「実験材料」として扱ってみよう

視点を、「失敗したらどうしよう……」という主観的なものから、「今の自分がある程度ちゃんと準備した場合、どのくらいの成果が出るのだろうか」という客観的なものに切り替えてみるのも、不安を手放すためのよい方法です。

これは、「どのくらいの準備をすると、どのくらいの結果が出るか」を調べる、という考え方で、「うまくやらなければいけない」と自分にプレッシャーをかけるのとはまったく違う発想です。

そうやって、**自分が置かれている状況を遠くからながめて、一つの実験のように考えることができるようになると、とても気がラクになります。**

目標を「ちゃんとしたプレゼンをする」というところに置いてしまうと、「もしも○○だったら……」が無限に出てきてしまいます。「完璧」を目指してしまうと、いくらでも「足りないところ」「不安なところ」を思いついてしまうからです。

でも、**「このくらいの準備をすると、実際にどの程度できるのかを知る」ということを目的にすれば、どうでしょう？**

最初から「足りないところ」があるのは当然だと考えることができますから、完璧主義を自然と手放せるわけです。

「もしも○○だったら……」と不安になっても、
「それが結果としてどうなるかを試しに見てみよう」
「そもそも○○ということが本当に起こるのかどうか、実際に見てみよう」
という目線になります。そして、「今回の準備だとここが少し足りなかったな」とわかったら、「じゃあ次はこうしてみよう」、と次回に活かす考え方ができるようになるのです。

実験であれば、そこで得られる結果は失敗であろうと成功であろうと、すべて今後のためになるもの。

安全かどうかと関係のない話となり、不安から解放されやすくなります。

この「視点」で心がスーッと軽くなる

今の考え方に加えて、もっと視野を大きくしてみると、さらに心が安定してきます。

一連の苦しい時期が続いた後に、**「ああ、自分はこれを学ぶために苦労してきたんだな」**と腑《ふ》に落ちたことはありませんでしたか？

苦労の渦中《かちゅう》では「なぜこんなことばかり……」と思っていても、後になって振り返ってみると「あの時期が私をもっとも成長させた」と思えたり。

こんなふうに、視野を大きく持ってみると、目の前の小さな出来事に振り回されにくくなってきます。

あるプレゼンがうまくいくかどうか、というのはいろいろな要因がからんでいるものです。

ある程度きちんと準備して臨んでも、予想もしないことが原因で台無しになってしまうことだってあるかもしれません。

そんなときに、「今回の出来」という一部分だけを見てしまうと、「失敗したら生きていけない」と思うくらいに不安になってしまいます。

でも、**全体を見て「失敗しても、そのときはそのとき」と考えられるとずいぶんラクになります。**

ある失敗がきっかけで別の業界に転ずる必要が生じたが、そちらのほうが天職であった、というような人もいます。また、その失敗をフォローしてくれた人と新たな関係ができ、それからもずっと支えてくれる人になった、というようなケースもあります。

もちろん、プレゼンに臨む以上は「よい結果」を出したいと思うのが人間ですが、その「よい結果」はあくまでも今の自分の小さな視野で考える「ベスト」です。

より大きく見た場合には、本当のベストは別にあるかもしれません。

人間が完璧な存在ではない以上、そこで考えつく正解にも「完璧」はない、と考えてみてください。

できるだけの努力はして、後は自分の力ではどうすることもできない「大きな流れ」に委《ゆだ》ねる。そんなことを少し考えてみるのも、「失敗したらどうしよう」を手放すためには案外効果的です。

「自分」にばかり目が向きそうになったら

「自分はちゃんとできるだろうか」という視点を手放す。

これは人前で何かをするときや、面接など「ここ一番」というときの緊張を和らげるためにも効く方法です。

「自分はちゃんとできるだろうか」

「自分は他人からどう見えているだろうか」

というふうに、「自分」に目が向いてしまうと、どうしても「足りないところ」探しに入ってしまいますから、とても緊張します。


でも、その場がプレゼンであれ、採用試験の面接であれ、話す「相手」がいるのであれば、それは立派な対人関係。**人との交流の場**なのです。

たとえば一対一のやりとりをするときには、私たちは、「相手」のことを考えますよね。何か伝えるときにも、「こういう言い方でわかるかな？」「話についてきてくれているかな？」などと考え、できるだけわかりやすく話そうとすると思います。


これをもっともイメージしやすいのが、**小さな子どもに対して話すとき**。

「自分はこの子からどう思われるだろうか」などということが気になるのは稀《まれ》で、

むしろ「こんな小さい子には、どんな言い方をすればわかってもらえるかな」と考えると思います。

プレゼンも、人間関係という構造はまったく同じ。

「こういう言い方で伝わるかな？」「話についてきているかな？」というふうに、**「相手」のことを考えれば、「自分がどう思われるか」を手放すことができます。**

すると、緊張で苦しまずにすみますし、温かい気持ちで相手とのつながりすら感じられるのです。


こんなふうに「人間同士のやりとり」という視点を持っておけば、何らかの失敗をしてしまったときにも、臨機応変に対処することができます。

ガチガチに緊張して失敗してしまうと、「失敗してしまった！」「自分はダメだと思われてしまった！」と「自分」のことしか頭になくなってしまいます。

でも、「人間同士のやりとり」と考えれば、「緊張する気持ちもわかってもらえるだろう」と思え、「緊張しすぎて失敗しました」とにこやかに言うことができます。

その結果、むしろ場の雰囲気がよくなったり、「難しい場面を柔らかく切り抜けられる人だな」と評価が高まったりもするでしょう。

「人間同士のやりとり」という視点があれば、プレゼンの前夜も、

「まあ相手も人間なのだから、一生懸命やれば通じるだろう」

「まあ相手も人間なのだから、緊張のあまり力を出し切れないことも理解してくれるだろう」

と、考えることができるようになるはずです。

「次はもっとうまくできるはず！」と切り替える

ここまでを見てきて、「完璧主義」が不安と強い関係を持っていることがわかったのではないでしょうか。

まじめな人ほど「完璧」を目指しやすいもの。

しかし、どんな人も完璧ではありません。

それは、人間がロボットではない以上、当然のことです。持って生まれた性質や、状況に左右されることなど、限界がたくさんあります。

人生とは、それらの限界の中でより自分らしく生きる道を探すこと、と言ってもよいものです。

ですから、**「完璧を目指す」という選択肢は、そもそも非現実的**なのです。

「完璧」という、あり得ないことを目標にしてしまうと、いつまでも「完璧でないところ＝足りないところ」を探すことになってしまいますから、「もしも○○したらどうしよう……」と気になりだして、止まらなくなってしまいます。

それよりも、「人間に完璧はない」と割り切ったほうが、いろいろなことがはるかにうまくいきます。

「完璧を目指す」のではなく「できるだけ努力する」という姿勢に変えれば、同じことをするときにも、ストレスがグッと減りますし、それだけ余裕も生まれます。

「完璧を目指す」のは、自分に「ダメ出し」を続ける姿勢ですし、常に自分に対して「まだ足りないのではないか」と疑いの目を向けるということ。

それよりも、「ここまで、よく頑張った。次回はもうちょっとうまくできるはず」という目で自分を見てあげたほうが、どんなときも、心が穏やかでいられると思いませんか？

自分だけが取り残されている気がしたら

友人が転職したり独立したりすると、「自分はこのままでいいの?」と思う。あるいは、友達がみんな結婚しだして、「自分一人取り残される」と思う。「時間を無駄にしないで資格を取得しておかないとこれから大変!」「積極的に人脈を広げないとダメ!」というような自己啓発セミナーに参加したりすると、「何もやっていない自分は、なんてダメなんだろう」と焦る。

そんなふうに、まわりの情報によって強く不安になることがありますよね。もちろん、将来が本当にどうなるか、どれほど考えても思い通りにいくとは限らないので、どんな人も将来についてある程度の不安は持っているでしょう。

これは**「あって当然の不安」**です。

でもそういう「いつもある不安」と、「あるとき特に強く感じる不安」とは、質が違います。

「あるとき特に強く感じる不安」は、「このままでは自分はダメだ！」「ちゃんとできなければ生きていけない！」という前のめりの、切迫したものなのです。

こんな不安にとらわれてしまうと、出口のない状況に陥ってしまいます。

生きていくのがすっかり怖くなってしまったり、「頑張っても無意味だ」と思うくらいに無気力になってしまったりする場合もあります。

そしてその結果として衝動的に仕事を辞めたり、好きでもない人との結婚を決めたり、本来関心のなかった資格を取るために時間を費やしたり……となると、後悔する場合も多々ありますね。

ですから、このタイプの不安については、よく知って、正しく対処する必要があるのです。

「将来のこと」が頭をよぎるとき

急に自分に自信がなくなったり、将来のことが強く不安になったりするときには、探せば必ず「衝撃」が見つかります。

「ちゃんと結婚して幸せに暮らせるだろうか」

という不安が強まるときは、たとえば、パラパラと読んでいた雑誌に載っていた、誰かの幸せそうな結婚生活の記事が強く印象に残ったのかもしれません。

「自分の人生、大丈夫だろうか」

と、将来のことや老後のことが急に不安になるときには、誰かが病気になったり経済的に苦しくなったり、という話を聞いたのかもしれません。

こういった強い不安にとらわれたときには、**不安そのものを解決しようとしないで「衝撃」を見つけ、「ああ、自分は衝撃を受けたんだな」と考える習慣をつ**

けていきましょう。

「これだったのか」という原因を見つけて気持ちが「いつもの状態」に落ち着けば、「ちゃんと結婚して幸せに暮らせるだろうか」という不安があっても、冷静に人生を考えることができます。

たとえば、「結婚せずに幸せに生きている人」から学べば、別の選択肢も見えてくるでしょう。

「ちゃんと結婚して幸せに暮らせるだろうか」というテーマにこだわるのではなく、「それ以外の選択肢」も含めて、「結婚するにせよしないにせよ、幸せに無事に生きられる自分の人生」を考えることができるのです。

考え事をしていいとき、してはいけないとき

でも、「仕事や結婚や資格のことなど、自分の望む生き方について考えておくことは必要なのでは?」と思う人もいるでしょう。

もちろんそういったことは大切なことですし、自分がどう生きるか、何をしたいか、ということを考えるのは意味のあることです。

ただし、それを考えるのは、〝普段通りの自分でいられるとき〟にするべきです。

不安にとりつかれて「とにかく助けて！」と思っているときに、バランスのよい考え方ができるわけがありません。衝動的に決めてしまうと、後で「こんなはずではなかった」という結果が待っているだけでしょう。

ですから、衝撃への対応と、人生について考えることは、別のときにすべきなのです。

毎日を楽しく穏やかに暮らしている中で、少しずつ人生の可能性を広げていくのが人生をうまく進めていく秘訣です。

仕事であれば、「そろそろ次の段階に進みたいな」という思いが強くなる中、キャリアアップをしていくもの。

結婚であれば、恋人との付き合いが順調なときに、自然な方向性として考えていくもの。

資格であれば、自分が日々仕事をしている中で「あったほうがいいな」と思って検討していくもの。

そのような連続性があれば、ちょっと間違えたと思ったときにも、すぐにもとの方向に調整することができます。でも、衝動的になんの積み重ねもないところにバッと飛びついてしまうと、それが失敗に終わったときに戻るところがわからず「どうしようもない……」ということになってしまうのです。

衝撃を受けたときには、「いいな、私もいつか転職したり結婚したりしたいな。でも、それは今ではないな」と思って、また本来のペースに戻りましょう。

たとえ他人と違っていても、自分にとってベストなタイミングで転職や結婚ができればいいのです。

「今できること」だけに目を向けよう

不安の本来の役割を考えれば、未来について備えられることは備えて安心材料を増やす、というのは大切なことです。

たとえば、「大きな地震がきたら……」ということが不安である場合。その不安は、「現実的に備えられることはしておく」という形である程度解消することができます。

地震に備えて、家具の転倒防止対策をしたり、防災グッズを買ったりするなど、現実的に役に立ちそうなことはしておいてもよいでしょう。しかし、それ以上のことは、人智を超えたこと。**いつ何が起こるかはわからないので、それについて万全に準備をすることはできません。**

人が「一番力を発揮できる」とき

どういうわけか、私たちは、「先のことを心配していないと失敗する」と思い込んでいる節があります。いつも心配して緊張していないと「たるんでしまって悪い結果が出る」と思い込んでいる人もいるでしょう。

何かに喜んでいると、「そんなに図に乗っていると後で痛い目にあうぞ」「常に油断するな」というメッセージをほかの人から受け取ったり、そういう姿勢で育てられてきた人もいるかもしれません。

「先のことを心配していないと失敗する」という思い込みのために、自ら不安の種を増やしてしまっている人もいると思います。いつも頭の中を不安でいっぱいにしておかないと、悪い結果につながるような気がしてしまうのです。

しかし実際、まだ起こっていないことを心配すれば、その分結果がよくなるのかというと、そんなことはありません。

地震の場合などを考えてみれば明らかでしょう。心配すれば未来の地震が起こらない、などということはないですね。

心配のしすぎが結果をよくするなどということは、あり得ないのです。


なぜかというと、**私たちは「今」に集中しているときに、もっとも力を発揮できるものだから。**

誰にでも、時間がたつのを忘れるほど何かに集中した経験があると思います。そんなときには、不安も何も感じず、余計なことも考えず、ただ澄んだ気持ちで目の前のことに集中していたはずです。

この状態のとき、私たちは持てる力をもっとも発揮することができます。そしてもちろん、もっともよい結果につながるでしょう。

先のことを心配すると、「今」に集中することができなくなって気が散り、余計にエネルギーを消耗し、得られる結果はむしろ悪くなるはず。

1章でも書いた通り、「今」は、毎日を気持ちよく楽しく過ごすための大切なキーワードです。

不安を感じたら、「今」に集中しましょう。

「今」、現実的に備えられることをすれば、それで十分。

もっともよい結果に、必ずつながります。

「プレッシャーをあまり感じない人」がやっていること

会社で「売り上げ○○を達成すること」「TOEICで○○点以上取ること」などのノルマや目標を課されて、必要以上にプレッシャーを感じてしまうとき。

こういう人に対して往々にして与えられるアドバイスは「そんなに考えすぎずに、肩の力を抜いて」というものです。

しかし、ノルマを課されてプレッシャーを感じる人は、**多くがまじめな人で、できるだけきちんと仕事をしたいと思っている人**でしょう。

そういった人に、「肩の力を抜いて」「気にしないで、適当でいいよ」と言っても、受け入れられないかもしれませんし、やり方がわからないこともあると思います。

こんなときも、「今」を生きる、という考え方が役立ちます。

「今」に集中するために、この心配は置いておこう！

ノルマにプレッシャーを感じているというのは、「未来の結果」に目がいっているということ。「未来の結果がこうなったらどうしよう」という不安によって、現在が乗っ取られていると言えます。

これは、**「未来のことが気になって、気が散っている」状態**です。

つまり、現在における集中力がそれだけ下がってしまうのです。すると当然、ノルマ達成もかえって厳しくなってしまいますね。

「どこか抜けているのではないか」「うまくいかなかったらどうしよう」と気にし続けることは、一見「几帳面《きちょうめん》」「仕事熱心」に見えるのですが、実は「未来の結果」に気を取られて現在をおろそかにしている、とも言えるのです。

ノルマはさておき、とにかく目の前のことをきちんとしよう、という意識で取り組んでいけば、もちろん最良の結果が待っています。
それがノルマに届くかどうかはやってみなければわかりませんが、気が散っているときよりは、はるかによい結果が得られるはずです。

また、**一生懸命取り組んだのであれば、多くの場合、その姿勢や努力は認めてもらえるはず**です。

それでも会社に受け入れられないのであれば、57ページでお話ししたような、「大きな視野」の出番かもしれませんね。

「自分がノルマに届かなかったから」という小さな一点だけを見るのではなく、「そもそも、このノルマは、現実的だろうか。社員を伸ばすものだろうか」
「自分は、コツコツと継続して成果を出すほうが向いていることがわかった。ほかの仕事ならもっと自分の能力を伸ばせるのではないか」

などと考えてみると、それまで見えなかったものが見えてくるかもしれません。
人生を前に進めるべき時期だ、という気づきにつながることもあるのです。

大きな問題は、「小分け」にするだけで見え方が変わる

大きな仕事を任された場合など、「自信がなくて、どこから手をつければよいのかわからない」というようなときがありますね。

こうやって、仕事や目標など、何か大きなものに圧倒されてしまったときには、コツがあります。

それは、**「小分けにする」**ということです。

先に、「大きな視野」を持つと不安が軽くなるということをお話ししました。「大きな問題は小さく分ける」と言われると、それと矛盾《むじゅん》するように感じるかもしれません。

でも、そうではありません。

どちらも、「ある一点へのとらわれ」から自由になる、という意味では同じこ

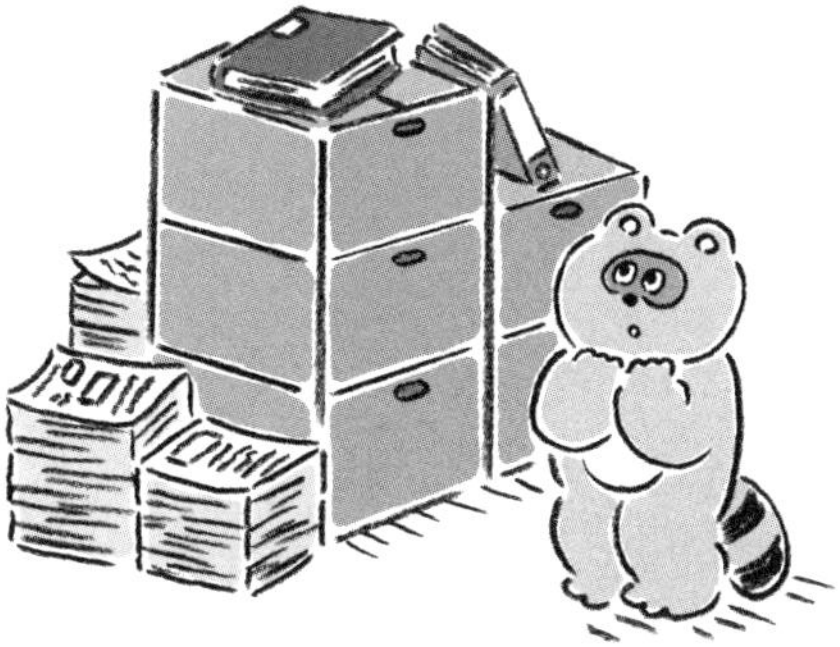

大きく見える問題も「小分け」にすると……？

となのです。

前に書いたように、ある一部分だけに目が向いているときは、問題がどんどん大きなものに見えてきて、不安が強まってしまいます。そんなときには、視野を広げることによって、「大したことではない」という位置づけをすれば、冷静になって考えることができます。

「問題の大きさ」にばかり注目していませんか？

一方、ここで言っている状況は、取り組むべきことの「大きさ」に圧倒されてしまっているとき。

「大きさ」にだけ注目し、必要以上に身構えてしまっている、とも言えます。しかし、考えてみれば、どれほど大きな仕事であっても、それはしょせん、小さな仕事の集合体。もちろん全体の計画を立てる必要はありますが、部分部分で見れば、一つひとつは小さな仕事です。

こんなときの問題は、仕事そのものの難しさというよりも、仕事の規模と成功させなければというプレッシャーに圧倒されてしまっている「自分」のほうなのです。

「どこから手をつければよいか」を判断するには、仕事全部を見渡して考える必要があります。しかし、不安になっているときは視野を広く持つことができません。

目につくのは「あれもやらなければ」「これもやらなければ」という「一部分」だけ。それらの「一部分」は、冷静に考えてみれば全部つながっていて、一つができればもう一つは自動的に進むというものもあるのです。

「まずは手をつける」という解決法

課題を小分けにする方法としては、**必要なことを書き出してみる**、というのもその一つです。

大きな目標を達成するためにやらなければならないことを書き出してみて、その中でもっとも手をつけやすいところから始めるとよいでしょう。

登ったこともない山をなんとか越えようというとき、どのルートが一番ラクに登れるのか。それは最初からはわかりません。

とりあえず登りやすそうな道を進んで初めて、よりよい道に気づいていくもの。いつまでも麓《ふもと》の何も見えないところで「どうしよう」と考えていては、よい道に気づくこともできないでしょう。

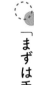

何から手をつけるかを考える際、人の力を借りることができれば、さらによいと思います。

不安は自分一人の頭の中に置いておくと、どんどん膨らんでしまいますが、**人に話しながら頭の中を整理すると、「当たり前のこと」と思えるようになるものです。**

「ブレインストーミング（何人かで話をしながらアイディアを出し合う方法）に付き合ってもらう」という形も、とてもよいでしょう。

何も相手から解決方法をもらえなくてもよいのです。話しているうちに問題が整理され、自分で進むべき道が見えてくる、ということも多いからです。

このとき、**話し相手は慎重に選ばなければなりません。**

「これはどうするの？」

「あれは早くやっておいたほうがいいよ」

などと、自分をさらに不安にさせるような人は避けましょう。

「こういう大きい仕事を任されると、ちょっとパニックになるよね」ということをわかってくれたり、「あなたのいつものやり方で大丈夫じゃない？　すでにうまく手をつけていると思うよ」と言ってくれるような、**安定感のある人と話すと気持ちが落ち着きます。**

ここでお話しした「問題を小分けにする」というやり方には、「未来の結果」に目を奪われてしまっているところから、「今」に視点を移すという効果があります。

「自分にできるだろうか……」

「どうやったらよいのだろうか……」

と心配しているとき、私たちの目は間違いなく「未来の結果」にいっているもの。

心が本来もっているしなやかさを解放するためのキーワードは「今」ですから、**「今できること」に目を向けることはとても大切**なのです。

やるべきことを書き出すにしろ、何にしろ、できることに手をつけるということは、「今」に集中するということ。

すると、未来の結果に目を奪われていたときには見失っていた自分の力を取り戻すことにもなり、仕事に取り組む勇気が出てくるはずです。

「ひとつ手放せば、新しいものがやってくる」という考え方

「今」に集中することの大切さはわかっても、やっぱり未来は不安なもの。

「大好きな恋人を失ったらどうしよう」

「大切な友人がいつか自分から離れていってしまったらどうしよう」

というタイプの不安を抱えると、特に「今」にいられなくなってしまいがち。

自分の心の支えとなっている人たちと離ればなれになるのはとてもつらいことです。


1章でも触れましたが、こういった「どうしよう」という不安に「今」を乗っ取られてしまわないための考え方をご紹介しましょう。

たとえば、「恋人にフラれるかもしれない未来」は、今考えると、とても恐ろ

しく感じるでしょう。でも、その未来の時点の自分には、その時点での感じ方があります。

恋人のいろいろな側面を見た後であれば、「まあこんな相手と一緒にいても幸せになれないかもしれないな」という気持ちも出てくるでしょう。自分が誠実に関わっても去っていく相手であれば、やはり「自分には合わない人だった」と言うこともできると思います。

人間は、大切な人やものを失ったときの「悲しみのプロセス」を必ず乗り越えられるようにできています。

「もう立ち直れない」と思うほどつらく悲しくても、必ずそれを乗り越えられる力が人間には備わっているのです。

そして、その後にはまたそのときの自分に合った新しい未来が待っています。

ですから、何かを失うことを恐れるよりも、「幸せな今」を積み重ねていくほうが、人生の質は必ず高まるのです。

恋人が本当に自分に合った人であれば、「幸せな今」を積み重ねることによってその絆《きずな》もより強いものになっていくはずです。

一方、自分に正直に「幸せな今」を積み重ねていっても去っていく人であれば、自分とは合わない人。「悲しみのプロセス」を乗り越えて、より自分に合った人を見つけていけばいいのです。

また、今とても仲良くしている人が、「いつか自分から離れてしまったら」と思ったら。恋人の場合と同じように **〝自分には合わない人だった〟と考えることができます。**

転居などによって物理的に離れることもありますね。

「距離ができても、今までと変わらない関係でいたい」と思っても、離れて暮らしている間に自然と距離ができてくる、ということもあるでしょう。

「親しさ」というのは、お互いの感情や物理的な距離もすべて含めて決まってくるもの。今、その相手と親しいのは、気軽に会える距離にいる、ということの影響も受けているのです。

ですから、どれほどそれまでに深い絆があったとしても、それぞれの生活が別のところで積み重ねられていく中で、少しずつ距離ができることはあります。

それは寂しいことではあるけれども、自然なことです。

そして、**そのときどきの「今」を大切に生きていれば、そのときの自分に合った新しい支え手が、必ず現われます。**

そして、一度は距離が離れた相手とも、また環境が変われば、再び近づくこともあるかもしれません。

こんなふうに大きく位置づけてみると、恋人や友人との関係性にも、もっと安定感を持てるようになると思います。

「人からどう思われるか」と気になるときは

対人関係において気になりがちなことの一つが「人からどう思われているか」ということです。

「人からどう思われているだろう」ということは、気にし始めるとエンドレスなもの。なぜかというと、「人がどう思っているか」ということは、いくら考えても「わからないこと」だからです。

今まで自分に好意を向けてくれていたからといって、それがこれからも続く保証はありませんし、「嫌われているかも」と思っていた相手が、実はあなたの前ではただ緊張していただけだった、ということもよくあります。

これは、**誰にとっても答えのない疑問**なのです。

しかし、**それが強く気になる人がいる一方で、それほど気にならない人もいる**のは、どういうわけでしょうか。

これは、「人からどう思われるか」ということが、人によってはとても大切なことだったり、まったく気にならなかったりと、個人差があるからです。

たとえば、人からほめられて初めて自分に価値があると思える、という人にとっては、「人からどう思われているか」がわからないと、「自分に価値がある」と思えないため、不安になります。

あるいは、人から否定的に見られ傷つけられることを恐れている人は、もちろん、「人からどう思われているか」が心の状態に直結します。

一方、「人がどう思うか」は、しょせんはその人の感じ方であり、自分がどうこうできるものではない、と思っている人は、それをあまり気にしません。

それは、しょせん「その人の反応」

まず、大原則を見ておきましょう。

人は物事を、それぞれの価値観で位置づけながら生きています。

赤ちゃんが一つひとつのものを口に入れながら確認していくのと同じで、これはすべて、自分の安全を確保するために行なっているのです。

それ自体悪いことではありません。

「この人はちょっと信用ならないな」と感じたら距離をとる、ということは、安全に直結する可能性も高いでしょう。

ここで重要なことは、**それぞれの人で「考え方」も「感じ方」も異なる**ということです。

人それぞれ、持って生まれた性質も違えば、育ってきた環境も違います。現在置かれている生活状況も違います。同じものを見ても、人それぞれその考え方や感じ方は違うということなのです。

自分にとっては好ましいことでも、相手にとってはそうは思えないという場合も当然あります。

ですから、**「人がどう思うか」は、単に「その時点での、その人の受け取り方」に過ぎないのです。**「その人はそのときそう思った」ということ以上のものでも、以下のものでもありません。

問題となるのは、こちらがそれを、「それ以上のもの」として受け止めてしまう場合と、相手がその考え方を押しつけてくる場合です。

「自分を癒す」とっておきの方法

こちらが「それ以上のもの」として受け止めてしまうというのは、まさに、「相手が下す評価が自分の価値を決める」と思ってしまっているということです。

たとえば、いつもと少し違う格好をしたときなど「変じゃない?」「どう思われている?」と気になることがあります。それは、相手によって、自分のファッションセンスが見定められていると思っているから。

実際に相手がどう思っているか、そもそもいつもとの違いに気づいているかどうかすらわかりません。しかし、自分がいつもと少し違う格好をしたことには、自分なりの理由があるはず。

「ちょっと冒険をしてみたい」「ファッションの幅を広げてみたい」「いつもと少し違う自分でいたい」……。

その「自分なりの理由」を知っていて、尊重してあげられるのは自分だけです。

実は、人の評価が気になる、というのは、過去から積み重ねられてきた「プチ・トラウマ」のため。医学的にトラウマ（心的外傷）と言うと命に関わるレベルの体験によるものを指します。しかし、それほどではなくても、心が傷つけられる体験を私たちは日常生活の中でたくさんしているものです。

命に関わるレベルではないけれども、他者からつけられた傷を、私は「プチ・トラウマ」と呼んでいます。批判、ネガティブな評価、人格否定など、さまざまな体験から受けた「プチ・トラウマ」があると思います。

こういった「プチ・トラウマ」があると、これ以上人からイヤなことを言われないように、隙《すき》をつくらないよう、人目を気にするようになります。

これが「プチ・トラウマ」の症状です。


もっと強くしなやかに生きていくためには、自分の「プチ・トラウマ」を少しずつ癒していくことが必要。少々時間はかかるかもしれませんが、自分で自分を癒す力は、誰にでも備わっているものです。

新たなファッションに挑戦したのなら、そしてそれを自分で気に入っているのなら、**「自分の挑戦の一番の味方になってあげよう」**と思うようにしましょう。

人がそれについてどう思おうと、それはその人の感じ方。

絶対的な評価の軸などないのです。

また、人は何であれ、変化には違和感を抱くものです。

「いつもと違う」ということに違和感を持つだけであって、その内容がよいか悪いかは直接関係ありません。

そしてそんな違和感には、いずれ「慣れる」ことが普通です。

ですから、会った瞬間「いつもと雰囲気違うね」と言われても、それは「いつもと違う」という事実に反応しているだけのこと。それを「自分はダメだ」という「プチ・トラウマ」メガネを通して見てしまうと、「いつもと違って変」「なんでそんな格好しているの？」と言われているように思えてしまうのです。

「いつもと雰囲気違うね」と言われたら、

「そうなの。今日はちょっと挑戦してみたんだ」

「ちょっと気分を変えたくてね」

と言えば、それだけですむことがほとんどでしょう。

「こういうのもいいね」などと言ってくれる人もいるかもしれません。

実際に、相手が「変だよ」と言ってくる場合については、次の章で述べます。

「こんな想像」をはびこらせないコツ

何事も、つい悪いほうに考えて気にしてしまう「クセ」をなおしたい、というとき。恋人に電話をしても出ないときや、メールの返信が遅いときに、「嫌われた？」と思ってしまう、などというのもそんなクセの一つです。

実際のところはわからないのに、「自分は嫌われたのではないか」というストーリーをつくってしまうのです。

これは**常に「自分は嫌われやすい」というメガネをかけている**、と考えるとわかりやすいと思います。

起こっていることは単に「電話をかけたけれど相手が出なかった」「メールの返事が遅い」ということだけなのですが、それを、思い込みのメガネを通して見てしまうと、「嫌われた？」と感じてしまうのです。

同じ現実であっても、「自分は愛されている」というメガネを持っている人であれば、「何か電話に出られない用事があるのかな」と考えたり「本当に返事が遅くてずぼらなんだから！」と思ったり、いずれにしても「何か事情があるはずだ」と考えるでしょう。


「自分は嫌われやすい」というメガネは、今までの経験や、「プチ・トラウマ」からつくられているのかもしれません。

今すぐにメガネを外すことは難しくても、「自分は嫌われやすい」というメガネをかけている、ということに気づくだけで、ずいぶん状況を変えていくことができます。


「嫌われた？」と思うときに陥っていくスパイラルは、

「そういえばあのときも……」

「この前、あんなこと言っちゃったし……」

「電話やメールが多すぎて、面倒くさい人だと思われているのかも……」

などと、次々に「嫌われているかもしれない証拠」が出てきて、どんどん不安になっていく、というもの。そんなときに、

「そもそも私は『自分は嫌われやすい』と思うメガネをかけているんだった」

ということを思い出せば、スパイラルに本格的にはまることを防げるはずです。

「嫌われたかもしれないけど、ここで結論を決めつけないで、次に会うときの様子を見て考えよう」

と思ったりすることができるかもしれません。

「自分は嫌われやすい」メガネ以外にも、「自虐《じぎゃく》のメガネ」はいっぱいあります。

「どうせ自分は失敗するだろう」というメガネも、新しい挑戦の足を引っ張る代表的なもの。

何か新しいことをしようとしても、「どうせ自分は失敗するだろう」というメガネがあると、「〇〇したらどうしよう」が次々と出てきて気になり出し、新た

な一歩を踏み出せません。

そして、結局何もできずに終わってしまうため「思った通り、人生失敗だ」となってしまうのです。

こんな「メガネ」で自分を見ることが当たり前になってしまっている人は、**自分が思い込みのメガネをかけていることにすら、なかなか気づけません。**そんな人のために、「自虐のメガネ」の簡単な見つけ方をお知らせしておきましょう。

自分の立場を「ほかの人」に置き換えてみると

たとえば、親しい友人から、恋人に電話をしたのに出なかった、あるいは、メールしたのに返信が遅かった、という話を聞いたときに、「きっとあなたは嫌われているのよ」と言うでしょうか。言わないですよね。

それよりも、「きっとたまたま忙しかったのよ」「もともとずぼらな人なんじゃない?」など、「それ以外の可能性」について語ると思います。

ちょっとした話を聞いて「きっとあなたは嫌われているのよ」と決めつけるなんてひどいことだと私たちは知っているので、そのような配慮をするのです。

あるいは、何か新しいことを始めようとしている友人に対して、「どうせ失敗するから」などと言うでしょうか。

それよりは、**「頑張ってね。あなたならきっとできると思う。もしも困ったことがあったら相談して」**と言うのではないでしょうか。

このような、ほかの人に対してなら言うようなことを自分自身には言えず、むしろ「嫌われたのではないか」「どうせ失敗するのでは」という厳しい言葉を浴びせている、ということそのものが、「自虐のメガネ」をかけている証拠です。

前向きな考え方がなかなかできないときは、**自分の立場をほかの人に置き換えたときに、自分が相手にかけてあげるであろう言葉を書いてみてください。**

自分を責める「メガネ」を通しては見えない世界が、いっきに広がるはずです。

「心配が治まる」簡単トレーニング

悪いほうに考え出したら、気になってどんどん止まらなくなるというのも不安の一つの特徴です。

何か一つのことが不安になると、それに関連する別の不安が次々と浮かんできて、ますます不安になる、ということが起こるからです。

たとえば、家を出た後、「カギ閉めた？　窓閉めた？」などといったことが気になりだして、確かめに帰りたくなる、という人もいるでしょう。

あるいは、大切な打ち合わせに行くとき、時間や場所が本当に合っているか、何度確かめても不安になるという人もいると思います。

一回くらいの確認行為は、ミスをなくすためにも、むしろやったほうがいいことです。

しかし、度が過ぎると、何度確認しても落ち着かない、心配が治まらない、ということにもなりかねません。そうならないように、不安をコントロールするトレーニングをしてみましょう。

「確認グセ」に陥らないために

「ある程度の不安は肯定する」ということと、「不安をコントロールできるようトレーニングしよう」ということは、ちょっと矛盾するように感じられるかもしれません。

でも実際には矛盾することではありません。

これは、頭の中の「不安センサー」の「基本設定」のずれをもとに戻すためのトレーニング、と考えるとわかりやすいと思います。このような状況では、「不安」を感じるセンサーの基本設定がずれていて、「小さなこと」でも「大変なこと」と受け取ってしまっているのです。

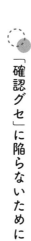

不安は「安全が確保されていない」ことを知らせるセンサー。

そのセンサーの基本設定がずれていたら、本来は安心してよいはずのことにも不安を感じてしまいます。そうなると、「安全でなさそうなところ」ばかりが目につくどころか、「安全でなさそうなところ」を頭が勝手に想像していくようになってしまいます。

すると、「基本設定」がますますずれていってしまうのです。

ですから、こんなときのトレーニングは、「センサーの基本設定」をいつも通りのところに戻す、という感覚で行なうとよいでしょう。

何かについてとても不安になっても、その状況に耐えてみたら、結果として思ったような恐ろしいことは起こらなかった。

そうした体験を積み重ねることで、「この程度のことに対して強い不安を感じる必要はない」ということを身体に覚えさせていくのです。

もっともシンプルなやり方としては、たとえば、**「カギを閉めたか確認するのは一回まで」と決める**、というものがよいでしょう。人間は完璧でないので、もちろんたまにはうっかりミスをすることがあります。

でも、そのミスは、一回の確認で十分にカバーすることができます。そして、一回確認したら、後はどれほど不安になってもぐっと耐える。そして、家に帰ったとき「きちんとできていた」という成功体験を積み重ねてください。

もし失敗してしまったら……

このような「確認グセ」が強くなるのは、実際に思わぬ失敗をしてしまった後、という場合が多いものです。

つまり、ある意味では21ページでお話しした、衝撃への反応だとも言えるのです。まったく問題がないだろうと思っていたところで失敗する、というのはショックを受けることです。すると、「二度とこんな失敗はしたくない」と思って、危険がありそうなところばかりに目が向いてしまうのです。

何をしても「足りないのではないか」と思って気になってしまう、というのはそういう現象です。

衝撃を受けたときの対応は、自分が衝撃を受けたことを認め、元通りの生活に戻る、ということ。

何らかの失敗の後に「確認グセ」が強くなっている、という人の場合、まずは「自分は衝撃に反応しているのだな」と認識しましょう。その上で、今できること（失敗してしまった箇所の確認を一回だけする、など）を加えて、元通りの日常生活に戻ればよいのです。

「今までうまくやってきた」ということに注目しよう

特に失敗したわけでなくても、風邪気味だったり疲れがたまっていたり、なんとなく心も身体も調子が悪くて、「確認グセ」が強く出てくることもあります。

そのようなときには、「自分は今まで失敗せずにやってきた」という事実を重視するようにしましょう。

不安は、「安全が確保されていない」ことを知らせる感情。

しかし、よくよく考えてみれば、今までの人生は無事に過ごしてきたのです。

自分ではあまり意識していなくても、今まできちんとやってきているのです。

それを再認識することによって、「安心の杭《くい》」を一つ打ってみましょう。

「ここまで、自分はちゃんとやってきた」と自信を持つのです。

そうすると、ぐらぐら不安だったところに、ちょっとしたよりどころができます。後は、「確認行為は一回だけ」と決めて、「やっぱり大丈夫だ」という証拠を固めていきましょう。

この考え方は、一回の確認行為を行なう時間がないようなときにも、役立ちます。

カギをかけたか気になるけれど、戻って確認する時間がない、というときもあるでしょう。戻って確認する時間がないので、そのまま会社や学校などに出かけなければなりません。**後は、家に帰るまでの時間をどんな気持ちで過ごすか、ということだけ**です。

そんなときには、今まで失敗していない自分を信じるようにすれば、外出中の時間を不安を抱えたまま過ごす、ということを防げるでしょう。

これも、「大きな視野」を持つと不安が軽くなる、という一つの例です。

今まで大して意識を向けずにやってきたときにも自分は失敗していない。

そうやって今まで積み重ねてきたこと全部を見れば、「今回は大丈夫だろうか」という〝一点への集中〟から、自由になることができます。

「ゆっくり呼吸するだけ」でも、気持ちは切り替わる

1章で「今」というキーワードをご紹介しましたが、いちいち気にしない心、強くしなやかな心を取り戻すためのカギは、間違いなく「今」にあります。それは、本書でこの後にお話ししていくさまざまな感情についても同じことです。

不安などの感情にとらわれてしまっているとき、私たちは頭で「過去」や「未来」のことを考えているものです。

「○○したらどうしよう」は、過去の経験に基づいて、未来の結果について心配するものです。

一方、「感じる」ことができるのは、「今」だけ。

大きな不安を抱えているときには、一見すると「今、不安を感じている」よう

に見えます。

しかし、実際には「○○したらどうしよう」という未来についての考えが頭に次々と浮かび、それによって不安が起こっているだけのことです。

目の前のことについて、「今」感じているわけではありません。

つまり、「今」を生きている限り、自分の気持ちに振り回されずに、物事をよい方向へと持っていくことができるのです。

「今」に集中するための一つの秘訣は、身体を使うこと。

身体こそが、「感じる」機会をつくってくれます。

強い感情にとらわれてしまったときは、とりあえず身体を動かすというのがよいやり方です。ランニングをする、ウォーキングをする、ヨガをする、ストレッチをするなど、実際に身体を動かすと、「気持ちいいな」「息が上がってきた」「ああ、今筋肉が伸びている」など、「今」の感覚だけに焦点を当てることができ、余計な考えが頭から消えていきます。

また、身体を動かすだけでなく、五感を使うのもよいことです。きれいな空気を吸う、おいしいものを味わって食べるなどもそう。アロマなどでよい香りをかぐのも、一つの「身体を使って感じる」方法です。

呼吸に集中することも「今」に集中するための身体の使い方。細く長い呼吸をすることで、「身体を使って感じる」ことができるようになります。

感情的になってしまったときには、ちょっとトイレに行ったりするだけでも気分転換になることがあります。

また、部屋や環境が変わるだけでも、「今」に立ち返る効果があります。

うまくいかないことや悲しいことがあって落ち込んでしまったときには、なかなか気持ちの切り替えもうまくいかないもの。

そんなときには、まずは身体に頼ってみてください。

身体は強い味方になってくれます。

3章

「なにかと思い通りに進まないとき」に

――「困っている」のは、もしかしてお互いさま？

そんなに「イライラする」のは、何のサイン？

「イライラ」はつらい感情ですね。

一度「イライラ」が気になり始めると、「あれもこれも気に入らない」「すべてがうまくいかない」ということになってしまいます。また、関係のない人にまで当たってしまい、自己嫌悪に陥り……とかなり悲しい結果になってしまいがち。

この悲しさの本質は、「自分で自分をコントロールできないこと」。「本当はこんなことをしたいわけではないのに」という方向に思考が進むのをどうすることもできず、自分を責めてしまうのです。

41ページで、あらゆる感情には意味がある、ということをお話ししましたが、「イライラ」にはどんな意味があるのでしょうか。

「イライラするなんて我慢が足りない」とか「人間として未熟」などという目で見られがちですが、それはあくまでも人が下している評価。

本来の意味は、「自分が困った状況に置かれている」ということを知らせてくれるサインです。

たとえば、その典型が、「思い通りにいかないとき」ですよね。

思い通りにいかないときは、まさに〝困った状況〟に置かれているわけですから、出てくる感情はイライラで当然なのです。

「困っている自分」に優しくしてみる

イライラしている自分を「困っているんだな」と見るだけでも、ずいぶん気持ちが落ち着くもの。

なぜかと言うと、私たちは些細なことでイライラするような人間でいたくないと思っているからです。その証拠に、

「どうしてこの程度のことが受け流せないんだろう」

「なんて未熟なんだろう」

「人間が小さいのではないか」

などと落ち込んでしまうことも多いもの。

そんな自分は、「思い通りの自分」ではないからです。

すると、ますます「思い通りになっていない」ことが増えてしまい、気持ちを切り替えることが難しくなってしまいます。


まずは、**物事が思い通りにいっていない自分のことを、「困っているんだなあ」と見てあげてください。**イライラしている自分のことは好きになれなくても、困っている自分に対しては優しくなることができるはず。

それだけでも、気持ちを立て直す第一歩になります。実際に、今まで自分がイライラしたときで、困っていなかったときなどないはずです。「本当にそうかなあ」と思う方は、この後の例を見ながら考えてみてください。

「大変だったね」と自分に声をかけよう

たとえば、会社に朝一番に行って気持ちよく仕事をスタートさせようと、せっかく早めに家を出たのに、トラブルで電車が遅れた上に、満員電車でぎゅうぎゅう詰めになってしまったとき。

このような場合に限らず、予定が狂ったときにはイライラしがちです。

なぜなら「予定が狂った」ということは、**自分が困った状況に置かれているということ**だからです。

このタイプの、「思い通りにいかない」ことは、どうすることもできないこと。受け入れざるを得ない現実です。電車のトラブルは自分の力ではどうすることもできない話ですよね。

こんなときの第一歩は、**「現実と争わない」**こと。

「どうしてこんなことが起こるの？」

「こんなの間違っている！」

などと争っていても、相手は現実ですから、勝ち目はありません。

この状況は、現実との「綱引き」だとイメージしていただけるとわかりやすいと思います。現実相手に「どうしてこんなことが起こるの？」と綱をぐいっと引っ張っても、現実はびくともしません。

「どうしてこんなことが起こるの？」と綱を引くたびに、自分でイライラを生み出しているようなものなのです。現実と争うと、自分でコントロールできないほど、負のエネルギーが増えてしまいます。

自分をいたわること、していますか？

現実は変えられないのですから、なんとかしなければならないのは、「現実」

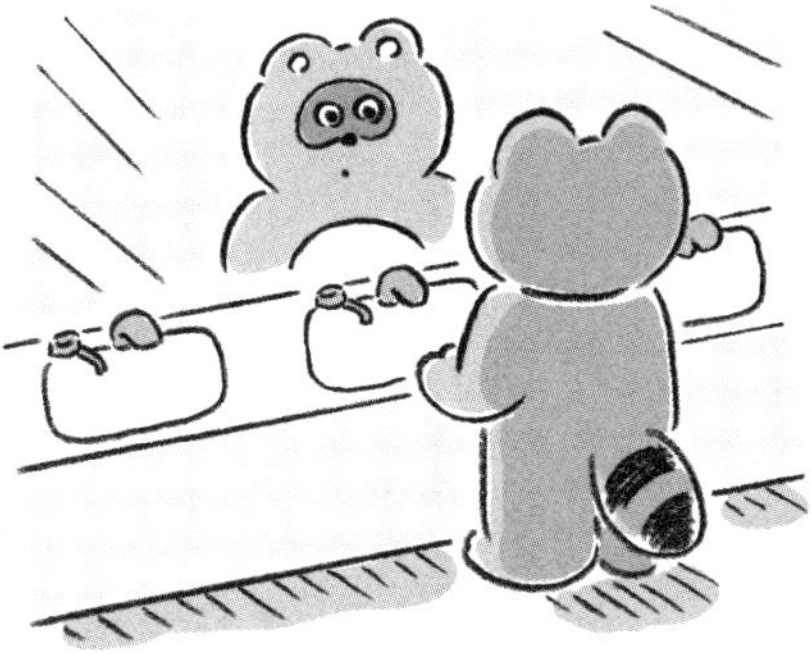

“今”を見つめる

ではなく「自分の心」。**困っている自分を認め、「すでにこんなに困っているのだから、これ以上困らせないようにしよう」と考えてあげましょう。**

すでに予期せぬトラブルのために、“思い通りにならない〟という被害にあっているのです。

そこに、イライラのエネルギーを浴びせてしまうと、ますます被害が大きくなります。

これだけひどい目にあった自分を、さらに苦しめる必要はありません。

そのためにはどうすればいいかという

と、「どうして？」をやめるのです。

とにかく現実は現実として認めること。

そして、

「それにしても自分はかわいそうだ」

「今日は後で、いつもだったら食べないようなおいしいものを何か食べよう」

などと、**自分をいたわるモードに入ればよい**のです。

いざというときのために、普段から準備しておくこと

思い通りにいかない、というのは、何も突発的なアクシデントばかりが原因ではありません。

たとえば、朝着ていく服が決まらない、何を着てもちぐはぐに見える、というようなとき。これも、思い通りにいかない一つの例です。

こういうときの「思い通り」というのは、「しっくりとくる服が選べて、今日

一日を気持ちよくスタートさせることができるというもの。

それがうまくいかず、ここでも要は「自分はかなり困っている」ということなのです。


こんなときは、実はかなりパニックになっています。

時間がないときにパニックになると、地に足のついた判断をするのはなかなか難しいものです。そんなときには、かなり困っている自分に、もっともオーソドックスな選択肢を与えてあげましょう。

困っているときに冒険は難しいもの。

定番の服で無難にすませるのが、もっとも安心するはずです。

時間がなくなってしまったとき、どうしても調子が悪いときのために、そんな「定番服」をいくつかつくっておけば安心でしょう。

もちろん冒険もよいものですが、それは自分に余裕があるときにしたいですね。

パニックになっているときに冒険を楽しむ余裕は、普通はないはずです。

こんな小さな工夫で、朝から気持ちよく家を出ることができるのです。

そして、「自分はこうやってピンチを切り抜けることもできるんだ」という自信につながれば、ますます感情のコントロールが上手になっていくはずです。

身近にいる「ちょっと困った人」への対処法

自分が困っていると認めること、つまり「被害にあった」と認めることは、自分の気持ちを上手にコントロールするためには重要な認識です。「これだけひどい目にあったのだから困って当然」と、自分の気持ちを肯定することで、被害を最小限に防ぐことができます。

しかし、それと、「被害者役」を続ける、ということは別です。

「被害者役」を続けてしまうと、被害を受け続けるわけですから、困った状況は続きます。すると、自分が困った状況に置かれていることを知らせる感情であるイライラがずっと続くことになります。

「こんなこともされた」「あんなこともされた」と、自分の思うようにならないことが増えてしまうのです。「なんで自分ばっかり」というような気持ちになると、余計にイライラしてくるものですが、それは「被害者度」をより強めるから。**イライラ度は被害者度に比例する**、と言ってよいでしょう。

たとえば、上司の話が長い、それも同じことの繰り返し、というようなとき。こんなときには、「わかっている話をくどくどと聞かされて時間を奪われる」という被害にあっています。

その際、「どうしてこの上司はこうなんだろう……」という思いに支配されてしまうと、上司が変わらない限り、自分は「被害者役」を続けなければならなくなってしまいます。

上司が変わらなければ、自分は「被害者役」をおりられない、ということになってしまうと、本当に無力な立場になってしまいますね。

上司次第で自分のイライラがずっと続くなんて、考えただけでイヤなことです。

「人を変えること」はできないのだから

こんなときに、私たちはどうして「この人はなんでこうなんだろう……」と思ってしまうのでしょうか。

意識はしていないかもしれませんが、そこには「上司に変わってほしい」という潜在的な期待があります。でも、**ここでぜひ知っておいてほしいのは、「人を変えることはできない」ということ**です。

人はもちろん変わることができますが、それは本人のタイミングに合わせて起こることです。変わる準備ができているときに、人は変わっていくのです。

もちろん、一見、人を変えることができた、と思える体験もあります。

たとえば、話の長い上司であっても、冗談っぽく「何度も言われなくてもわかりますよ」などと言えば態度を改善してくれることがあるかもしれません。

でも、これはあなたが「変えた」のではなく、「知らなかったことを教えた」に過ぎません。

その上司は、話し方を変えたほうがよいということを知らなかっただけで、教えてあげればいつでも「変わる準備ができている」人だったのだと言えます。

しかし実際には、そんな人ばかりではないでしょう。

特に、同じ話ばかり繰り返す人は、心配性である場合も多く、失敗なくやるためにはそれが必要だと信じているものです。相手を変えようとして冗談でも言おうものなら、「わかっていない!」と反撃が返ってくる可能性もあります。

一般に、変わる準備ができていない人を変えようとしたときには、そのように、変化への抵抗が起こります。

自分の話し方の問題に気づいていない上司も同じで、変えようとすると、かえって話し方がしつこくなるかもしれません。

そうなると、上司を変えることができないだけでなく、より大きなダメージを受けるのはこちらのほう。変わる準備ができていない人を変えることはできない、ということだけ、まず肝に銘じておきましょう。

上司との和やかな話し合いで事態を改善することができないのなら、後は、**自分自身がどうやって快適に過ごすかだけ**です。

貴重な人生、イライラにまみれる時間を増やすのか、上手に対処して気持ちのよい時間を増やすのか。

そう考えれば、これはもう上司についての話ではなく、**自分自身の生き方の話なのだとわかる**と思います。

「相手にも事情がある」と考えてみると

その上でイライラをどうするか、ということですが、多くの人が真っ先に思いつくのが「我慢する」ということでしょう。しかし、それは最悪の選択肢です。

なぜかと言うと、長い話を聞かされた上に我慢させられる、ということになると二重の被害になってしまうからです。「被害者役」をやめるどころか、「被害者度」が単に倍になってしまうだけでしょう。

我慢しようとしても、実質的にはイライラが倍増するはずです。

根本的にイライラを解消するためには、「被害者役」をやめる必要があります。

「被害者役」をやめるためにもっとも役に立つ方法は、「相手には相手の事情がある」というものの見方をすることです。

話が長い上司以外にも、世の中にはいろいろな人がいます。

意見を求めておいて、まったく聞き入れない、人の話を聞かない人。

行きたい場所、食べたいものなど自分で決められず、何でも他人任せにする人。

人から助けてもらっても「ありがとう」のひと言が言えない人。

「うらやましい～」「いいな～」が口グセになっている、羨望《せんぼう》体質の人。

「だからダメなんだよ」など、常に上から目線でものを言ったり、すぐに怒鳴ったりする、偉そうな人。

こういう人たちは多くの人をイライラさせていることでしょう。

イライラは「自分が困った状況に置かれている」ことを知らせる感情だということをお話ししましたが、このような人たちを見たときに、直接自分が言われたわけではなくてもイライラするのは、なぜでしょうか。

それは、「どうしてあなたはそんななの?」「どうしてそんな言い方をするの?」という気持ちになるからです。

つまり、あなたが「人間として当然こうあるべき」と思っている姿と、現実の相手がずれている、ということです。

これは「思い通り」になっていない、一つの「困った状況」だと言うことができます。

目の前にいるのは「わけあり」の人?

しかし、相手はなぜそんなふうになっているのだろう、ということを考えてみると、そこにはそれぞれの事情があるものです。

先にも書きましたが、人間はそれぞれ、育った環境も、現在置かれている状況も、今日一日の過ごし方も、違います。

育ってきた環境によって、自分に自信が持てずに積極性がなくなる人もいれば、逆に、「人間関係は、勝つか負けるかだ」とばかりに、上から目線になる人もいるかもしれません。常に人よりも上位にいないと、自分の価値がなくなるような気がして不安なのです。

一般に、感謝のひと言が足りなかったり、上から目線になったりする、といった振る舞いをする人は何らかの事情を持っています。そして、**その人達の多くは他人と上手に関わることができず、結果としていろいろな「生きづらさ」を経験しているはず**です。

人から助けてもらってお礼を言わない、というのは、その場面だけを見れば「礼儀知らず」ということになります。しかし、そんなことばかり繰り返していたら、その人は多くの人から嫌われてしまうでしょうし、人と本当の信頼関係を結ぶことはできないでしょう。

こういった人については、ただ「事情があるのだな」と見るだけで十分です。

「自分が被害にあっている」わけではなく、ただ自分の目の前に「わけあり」の人がいるだけ。

その人が変わらない限り自分の被害は終わらない、と思うと絶望的ですが、相手を「事情がある人」と見るだけで、自分の被害は終わります。

わざわざ自分が「被害者」の役を引き受けてあげる必要はありません。

自分が被害者のように思えたときは……

相手のことを「事情のある人」として見るだけでイライラはかなり軽減するものですが、それは、〝自分の意思がそこにあるから〟とも言えます。「被害者」には自分の意思や主体性がありません。「あの人があの行動をとっている限り、ひどい目にあう」というところに主体性はないからです。

つまり、**相手を「事情のある人」として見る、ということそのものが、主体的**なのです。

これは我慢とはまったく違い、自分自身の力を発揮すること。ものの見方を自分で選ぶことによって、単なる無力な「被害者役」をやめることができるのです。

このようにものの見方を「選ぶ」という発想は、つい被害者モードに陥ってしまいそうなほかの状況でも応用することができます。


疲れているのに、愚痴《ぐち》を聞かされると、「なんで自分が……」と思いますよね。

こんなとき頭の中を回る思考は、

「どうして顔色が読めないの？」

「どうしてこちらの状況を考えられないの？」

「どうして愚痴ばかり言うの？」

というようなものでしょう。これらのすべての思考が、「相手が現実と違っていたらよいのに」という意味のものです。

こうやって「相手が現実と違っていたらよいのに」という思いで相手を見続けると、ものすごくストレスになります。

何であれ、現実と争うと自分が困る、ということは説明しましたね。動かせない現実に対して、勝ち目はないからです。

相手が愚痴をこぼしたがっているという現実は変えられません。

こんなとき、**まずは、愚痴を聞くかどうかを決めるところから始めましょう。**

単なる被害者でいるのをやめるために、そこに主体的な選択を加えてみるのです。

相手との関係や、相手の性格を考えたときに、愚痴を聞いたほうがよいのかどうかを考えてみましょう。

そして「ここは聞くほうがベター」と判断したら、自分で決めて愚痴を聞くことにします。「愚痴を聞かされる」のではなく、「聞くほうがベターと自分で判断した」という形にするのです。

もちろん、聞かなくてよい状況だと判断したら、何か適当な口実をつくって、聞くのを拒めばよいでしょう。

人の話は「そのまま」聴く

ただし、単に愚痴を聞いているだけでは、いくら自分で決めたことでもつらいでしょう。その際には、**「もっともストレスのない聴き方」**をしましょう。

それは、「今」に集中する聴き方です。

「今」に集中すると不安がなくなる、ということはすでにお話ししてきましたが、「今」はここでもとても大切なキーワードです。

相手の話を聞いている間、通常、私たちの頭にはいろいろな考えが浮かんできます。

「どうしてこんな話をするのだろう」
「どうしてこんな考え方をするのだろう」
「いったいいつまでこの話を聞かなければならないのだろう」
といったものまで、実にさまざまです。

このように考えながら相手の話を聞くと、実はとても疲れます。常に自分自身にストレスを加えながら話を聞いているのと同じことだからです。

それよりも、そういう思考が浮かんできたら、とりあえず脇に置いて気にしないことにする。そして、もう一度相手の話に集中し直す、という聴き方をしたほうが圧倒的にラクです。

相手の話を評価したりせず、ただそのままを聴くのです。

すると、「どうしようもない愚痴」と思えていたものが、「この人も一生懸命生きているんだなあ」という温かい感覚に変わることもあります。

最初に「愚痴を聞いたほうがベター」と主体的に選択したら、聴き方も主体的に選ぶことができます。

「愚痴をこぼす無神経な相手に対して、そんなに気をつかうなんて、割に合わない」という思いは、まだまだ「被害者役」の考え方。

相手が無神経だろうと何だろうと、自分にとってストレスがかからない生き方を主体的に選ぶことが一番重要です。

実は、こういう姿勢で話を聴いていると、相手の話が短時間で終わることも多

いものです。人間は、自分のありのままを受け入れてもらうときがもっとも安心するからです。

安心すると、それ以上、一生懸命話す必要がなくなり、「聴いてもらってよかった」と満足して話を終えることができるのです。

想像しただけで心地いい「仕事の仕方」

この考え方は、ほかの状況にも応用することができます。

たとえば、誰かの仕事を押しつけられたとき。

「本来自分がやるべきことではないのに」

「予定していなかったのに」

など、「被害者役」の考えが次々と起こってきます。そのまま引き受けて、イライラしながら仕事をし、何かうまくいかないことがあったりすると、まさに気分は「泣きっ面に蜂《はち》」。

こんなときも、ただの「被害者」になってしまわないように、主体的な選択から始めてみます。**まずは、その仕事を引き受けるかどうかから考えましょう。**

もちろん、引き受けたくないというのが自然な反応でしょうが、職場での自分の立場など全体のバランスを考えたときに、引き受けたほうがベターな選択なのかどうか、ということを判断するのです。

一般に、「主体的に判断する」というと、「きっぱりノーを言うこと」だと思われているかもしれませんが、必ずしもそうではありません。

今までの関係やこれからのことを含めた全体のバランスを考えて、「穏便《おんびん》にすませる」「波風を立てない」という選択肢も十分にあり得ます。

これ以上引き受けたら自分が燃え尽きる、というような局面では、「穏便にすませる」の優先順位は下がって、「自分の健康」を上位にしてバランスをとる必要があります。

でも、そうでなければ「穏便にすませる」ことを優先するのもまったくおかしくない選択です。自分が働く環境を、あまりトゲトゲしいものにしたくない、というのは当たり前の感覚だからです。

一度引き受けると決めたら、もっともストレスのない働き方をしましょう。

それは**「目の前の仕事に集中する」**ということ。

つまり、ここでもキーワードは「今」なのです。

「押しつけられた仕事」として見ている限り、「今」に集中することはできません。常に「どうして自分がやらなければならないの？」という目で仕事を見ることになるからです。

「押しつけられた仕事」ではなく、「自分が引き受けた仕事」として見たほうが、目の前の仕事に集中することができ、仕事に対してストレスを感じずにすむのです。

ここまで読んでも、やはり「なんで私がそこまでしなくてはいけないの？」という気持ちが湧き上がってくる人もいるかもしれません。

しかし、繰り返しますが、**大切なのは「いかに自分のストレスを減らし、快適に過ごすか」、という一点**です。それがもともと誰の仕事だったかは、重要なことではないのです。

職場で物事を穏便にすませるために仕事を引き受け、集中してきちんと仕上げ、笑顔で「お疲れ様でした」のひと言とともに退社する自分。

考えただけで心地よいですね。

仕事を押しつけてきた人から完全に自立した、主体的な存在だからこその心地よさがそこにあります。職場での評価も高まるはず。

「どうして自分がやらなければならないの？」とイライラを抱え続けるより、はるかにお得な話だと思いませんか？

「モヤッとすること」を言われて傷ついたら

「人から何かを決めつけられるとき」というケースを見てみましょう。

「こんなことがあった。大変だった」という話をしたとき。

「頑張ったね」とひと言言ってくれるだけで気がすむのに、「それはこうすればよかった」「こうしなかったから」といろいろなことを言われる。

「こんなイヤなことがあった」という話をしたとき、「そんなの誰でも経験している」「もっと大変な人はいる」と言われる。


人の話に対して、勝手な決めつけをしてくる人たちは意外に多いものです。決めつけは、「○○したほうがいいよ」と、アドバイスの形で示されることもあります。

こちらにしかわからない事情があるのに、ずかずかと踏み込んできて何かを決めつける、というのは、心の中への「不法侵入」と言ってもよいものです。

「人の話をただ聴く」ことが苦手な人もいる

なぜ、人はそういうことをするのでしょうか。

一般的に、相手の話を「ただ聴く」ことが苦手な人は多いものです。

なぜ苦手なのかというと、案外多い理由が、「相手の役に立たなければ」という責任を勝手に感じているから。つらい話を「ただ聴く」だけだと、相手をラクにしてあげられないように思ってしまうのです。

あるいは、話そのものに耐えられなくなってしまって、ただ自分が安心するために、「それはこうすればよかった」「こうしなかったから」と言う人もいます。

いずれにしても、**すべては聴き手側の事情**です。

自分が役に立っていないと感じて不安になるのがイヤ、話を聞いて「そのまま」にしておくと落ち着かない、現実をただそのままに受け入れることができない、などなど。

こういう決めつけについては、「問題を解決してあげなければいけない、と思い込んでいるのかな」「こういう話をただ聴くことに耐えられないのかな」と、「相手の問題」として見れば、こちらは「被害者役」をおりることができるでしょう。

「自分が言われた」のではなく、「相手が思い込んでいる」「相手が耐えられない」という話なのです。

同時に、今後同じような被害にあうのを防ぐために、話の始めに、

「ただ聴いてほしいだけなの」

「問題を解決してほしいわけではなくて、聴いてくれるだけでとても助かる」

と言っておけば、安心です。

相手も「なんだ、ただ聴けばいいのか」と思ってホッとする場合が多いでしょうし、「それでも言いたい」という人がいたら、今の自分に適した話し相手ではないと考えればいいのです。

アドバイスに対して、つい「イラッ」としてしまう理由

「ここはこうしたほうがいいよ」とアドバイスされたときに、「おせっかい」「揚げ足取り」と感じてイライラする自分が未熟だと感じる人もいるかもしれません。

「相手は親切心から言っているのだから受け入れなければ」

「自分を変えなければ」

という考えがあるのでしょう。

しかし、アドバイスに対して「なんでそんなこと言われなくちゃいけない

の？」と思うのは、ごく自然なことなのです。

アドバイスには、「現状はよくないからこう変えたら？」というニュアンスがあります。つまり、一種の「ありのままの否定」だと言えます。

ありのままの自分を否定されれば、とっさに不愉快に思うのは当然です。

また、**アドバイスは、こちらの領域への侵害だと言うこともできます。**

こちらはこちらの事情の中、精一杯頑張っているのに、当事者でもない相手が「ここはこうしたほうがいいよ」と言ってくるのは、侵害と同じです。

たとえ親切心からのアドバイスであっても、「こちらの事情も知らないで」という思いになるとしたら、それは立派な「侵害」を受けている、ということです。


自分の領域を侵害されれば、当然、反応としては「防衛」が起こります。

「おせっかい」「揚げ足取り」と感じるのは、むしろ当然のことなのです。

もちろん相手が言うことの中に、役立つ要素がある場合もありますし、自分自身に改善すべき点がある場合もあります。

その場合は、「防衛反応」が一段落して、冷静になってから、受け入れることができるはずです。言われてムカッときたけれども、後で考えてみればその通りだと思った、などというのは、そういうケースでしょう。

冷静になって受け入れるためにも、まず「おせっかい」「揚げ足取り」と感じることを、「当たり前の反応」として肯定するのが一番なのです。

こんなときに自分を苦しめるのは、「相手が言っていることにも一理あるのだから、受け止めるべき」という「べき思考」。

それを思い通りにできない自分にイライラする、ということもあるでしょう。

しかし、これは、「不法侵入」という「形」と、相手が言っている「内容」とを混同した考え方です。

「不法侵入」には「防衛反応」が起きますから、その内容に一理あるとしても、言われてすぐに心から受け入れるのは難しいのです。**ネガティブな感情を抱いてしまう自分をそのまま受け入れてあげましょう。**

これだけで、たとえイライラしたとしても、すぐに治まるようになるはずです。

もちろん、相手との関係性によっては**「そういうことを言われると、すごくプレッシャーを感じるの」**と言うこともできます。

相手がそこでハッと気づいてくれれば、相手との関係はより深いものになるはず。それを受け入れられない相手であれば、これからはできるだけ距離を置くというのも、一つの手です。

相手と「心の距離」を置く賢い方法

外見や性格のことなどで、「意外と○○だよね」など、気にしていることを指摘されたときは、イライラするだけでなく、傷ついたり、「もしかして、みんながそう思っている？」と不安になったりすることもあります。

いつもの自分ではいられない状態になってしまうのです。

言った本人は忘れているような言葉でも、言われたほうは引きずることがありますね。

こんなときは、「衝撃」のことを思い出してください。

気にしていることをいきなり指摘される、というのはショックを受ける出来事です。ですから、衝撃への一連の反応が起こってくるのです。

衝撃への反応の中には、「イライラ」もあります。

これは、それ以上衝撃を受けないために、心が「警戒モード」に入る結果として起こるものです。いろいろなことにピリピリします。

このようなときも、衝撃を受けたときの原則は同じ。自分に起こっていることはすべて衝撃への反応なのだと認めることです。

考えてみれば、人に対して「意外と○○だよね」などと言うのは、失礼なことである場合が多いはず。衝撃を受けるのも当然です。

そんなにひどい衝撃を受けた自分をいたわってあげましょう。

また、それはたまたまそんな目にあっただけで、「普通は起こらないこと」と位置づけてよい性質のもの。

つまり、言った人の気遣いが足りないのであって、それはもっぱらその人の問題であり、**その人は「わけあり」だということ**なのです。

たとえば「意外と脚が太いよね」など、外見的なことについて言われた場合。言われたほうは「やっぱりみんなにそう思われているんだ」と落ち込んでしまうかもしれません。

でも、ちょっと考えてみてください。

人を見て、「意外と脚が太いな」と思っても、その通りに言うでしょうか？

普通は、そんな失礼なことを言って傷つけようとは思わないですよね。

ですから、重要なのは「実際の体型」そのものではなく、「相手が人を傷つけるような、失礼なことを言った」ということのほうなのです。

「わけあり」の人は、同じような言動を繰り返す可能性がありますから、距離を置いたり、「わけありだから仕方ない」という目で見たりするようにしたほうが

安全です。

ここまで見てきたように、基本的に人は「困っている」と感情を乱しやすくなるものです。

この原則さえ知っていれば、自分のことをいたわったり、相手についての見方を変えることで、心の距離を置いたりしやすくなります。

そして、心が動揺したときには「今、自分はどんな衝撃を受けているのかな」ということを探す訓練をすることが、平常心を取り戻す一番の近道になります。

4章

時には、意識して「自分を休ませる」

――「頑張りすぎない」練習

「寂しさ」はどこからやってくる？

ふとしたときに、自分が一人ぼっちのような、心細い気持ちが生じる。「このままでいいのかな？」という不安を覚え、気になり出す……。

これは、いくつになっても、誰のもとにもやってくる感情でしょう。

「寂しい」という感情は、「心にぽっかりあいた穴」の存在が気になって仕方がない状態、と言い換えることもできますね。

本章では、「寂しさ」が心に忍び寄ってきて、気になりだしたときの考え方のヒントをご紹介していきます。

一般に、「寂しい＝孤独」という感情は、「一人でいること」と関連しているように考えられていると思います。

寂しいときに、とにかく人と話したくなる、ということもありますね。

ところが、一人でなくなると寂しさは忘れられるのか、というと、実はそうでもないことを誰もが知っているはずです。

誰かと一緒にいても、わかってくれないと思うとき。

何人かで遊んでいても、自分だけがなじんでいない感じがするとき。

そのようなときは、一人でいるよりもさらに寂しいことすらありますね。

あるいは、

「自分は必要とされていないのではないか」

「自分がやっている仕事など、誰にでもできるのではないか」

など、自分の存在意義を疑ってしまうときにも、寂しさを感じます。

その正体は、「何かとつながりたい」という気持ち

ひと言で「寂しさ」といっても、その中身はさまざまです。本章ではいろいろ

な「寂しさ」を見ていきますが、寂しさを感じるシーンは多様です。

でも、そこには共通点を見つけることができます。

それは、**「つながりがない」ということ。**

「寂しい」というとすぐに思いつく「一人ぼっち」は、人とのつながりがない、という状況。人と一緒にいても心が通い合わなければ、「つながりがない」という意味では同じです。


自分の存在意義がないように思うときも、社会から取り残される感じがしますよね。これも社会との「つながりがない」という感覚です。

生まれてこなければよかった、と寂しく思うときは、世界との「つながりがない」とき。

こうやって、寂しさというのは、何らかの意味で「つながりがない」ことを示す感情、と考えてみると、寂しさから脱するためのカギは「つながり」ということになります。

「いい人」を演じるから、苦しくなる

「つながり」が寂しさから脱するためのカギ、と言われると、「そんなのは当たり前だ」「だから一人だと寂しいのだ」と思うでしょう。

しかしここでお話ししていく「つながり」は、他人との目に見えるつながりのことだけを言っているのではありません。

一人ぼっちのときにも感じられる「つながり」のことなのです。

それは、**自分自身とのつながり。**

自分自身とのつながりとは何か、というと、「ありのままの自分」を受け入れる、という意味です。

自分のどこかを否定したり、どこかを取り繕《つくろ》ったりすることなく、あるいは自分自身に評価を下したりすることなく、ありのままの自分でいられることが、「自分自身とのつながり」ということになります。

人と一緒にいて心からの「つながり」を感じるのは、ありのままの自分を受け入れてもらえるときです。

このときには、もちろん相手ともつながっているのですが、ありのままの自分ともつながっています。

ところが、同じように人と一緒にいても、話せば話すほど「わかってもらえない」と寂しさが増すこともあります。

そのようなときは、ありのままの自分を受け入れてもらっていないときです。あるいは、**自分自身が「いい人」を演じてしまって、本心を隠してしまう**、ということもあります。

こんなときには、評判はよくなるかもしれませんし、表面的な「つながり」はできるかもしれませんが、心の中には満たされない寂しさが積もったりするもの。

寂しさを人との関係で解消しようとするのであれば、自分のありのままを受け入れてくれる人と共に過ごすのがよいでしょう。

先に、ありのままを受け入れてくれる人でまわりを固めよう、という話をしましたが、そんな環境をつくることができれば、寂しさを感じることもなくなるはずです。

特定の人との間だけでなく、もっと大きなレベルでの「つながり」を感じることもありますね。

「ああ、自分はこうやって生かされているんだなあ」

「自分の人生の目的は、こういうことなんだなあ」

と、**運命のようなものを感じるときには、寂しさとは無縁になっているもの**です。それどころか、顔を見たこともない世界中の人とのつながりや、宇宙とのつながりを感じることすらあるでしょう。

こんなときにも、ありのままの自分でいられる感覚があるはずです。

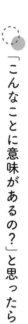

「こんなことに意味があるの？」と思ったら

仕事をしていて、

「こんなことをしていても意味がないのでは」

「何の役に立つのか」

とむなしさを覚えるときがあります。

特に、遅くまで残業した帰り道などで寂しさを感じるときもありますね。あるいは、

「こんな仕事、自分でなくてもできるのでは」

「自分など必要とされていないのでは」

と思うときにも、寂しさを感じます。

こういうむなしさは、自分という存在に意味があるのだろうか、という感じ方

と関連しています。自分が世界から取り残される感覚、世界との「つながり」を失った感覚とも言えるでしょう。

こんなとき、「何の役に立つのか」というところに焦点を当ててしまうと、どんどん寂しさが募《つの》ってしまいます。やがて、「自分という存在に何の意味もない」という気持ちにすらなってしまいます。

こんなときのコツはやはり「今」に集中すること。

そして、**「今」を生きるために必要なのは、実は「意義」「目的」を考えないということ**なのです。

「意義」や「目的」というのは、未来の結果についてのことです。仕事についても、「意味がないのでは」「何の役に立つのか」と思いながら取り組んでいるのは、現在に集中していない証拠。

もちろん、「今よりも人の役に立つ仕事がしたい」「もっと意味を感じられる仕事がしたい」という思いを持ち、そのために転職することに問題はありません。

しかし、現状で日々やるべき仕事があるのであれば、せめて、「今」の質をよくしていきたいですね。

そのためには、「こんなことをしていても意味がないのでは」「何の役に立つのか」と思う代わりに、目の前の仕事に集中してきちんと取り組む、ということに意識を向けましょう。137ページでお話しした、「もっともストレスのない仕事の仕方」をすればよいのです。

そんな気休めはむなしい、と思いますか？

でも、**人生の質は、どれだけ「今」を大切にできるかで決まってきます。**

「今」だけが、幸せや心からの満足を味わえる時間なのです。その内容がどうかということよりも、「今」目の前のことに力を尽くしたかどうかが、心からの充足感につながるのです。

「今」に意識を向けられた時間が長い人ほど「幸せ」「自分らしくのびのびと過ごせた」「夢中で時がたつのも忘れた」と感じられるのですから、「今」を丁寧に積み重ねていけばよい、ということになります。

また、残業の帰り道などに寂しさを感じることが多い理由の一つに、「疲れ」があります。

意外なことに思えるかもしれませんが、疲れと寂しさには、かなりの関連性があります。疲れると「今」に集中することも難しくなりますし、自分とのつながりも感じにくくなりますね。

残業の帰りにむなしさや寂しさを感じたのであれば、それを「寂しさ」として受け止めるのではなく、「それくらい疲れているんだな」と受け止めるとずいぶん違ってきます。

必要なのは、自分の存在意義を考えることではなく、単に休んで充電すること。よく眠って疲れがとれれば、翌朝にはまた仕事に前向きになっていることが多いはずです。

「一人で過ごす時間」を気持ちよく楽しむ力

「一人」が苦手な人は少なくありません。

おそらく「一人＝寂しい」という意味づけが、一人でいることをより難しく感じさせるのだと思います。

一人で行動することが苦手で、つい誰かを誘ったり、あまり好きではない人からの誘いを断れなかったりする、ということもあるでしょう。

もちろんそういう形で人と一緒にいても、本当の意味で寂しさが解消されることはないはずです。

一人で過ごす時間のとらえ方は人によってかなり違います。

性格や、それまでの生活環境によって、一人でいることをどの程度「寂しい」と感じるかにはかなりの個人差があります。

また、一人の時間をどの程度持たないと落ち着かないか、ということにも個人差があります。

ある人にとって一人の時間は「死ぬほど寂しい」と感じるものでも、別の人にとっては「なければ生きていけないもの」だったりするのです。

ありのままの自分と共にいられるかどうかが寂しさを決めるわけですから、「一人＝寂しい」となるわけではありません。

基本的には、単に「一人の時間を好むかどうか」という好みの差があるのだという認識を持てば十分です。一人の時間を好む人のほうが偉いわけでもなければ、一人の時間を好まない人に人間的な問題があるわけでもありません。

ここでは、**一人でいても寂しく感じない力、「孤独力」**について考えていきます。これは、「一人の時間を好むかどうか」という好みに踏み込む話ではありません。

できるだけ一人で過ごせるようになりましょう、という話でもないのです。

もちろん、人と一緒にいるのが好きな人は、可能な範囲でそうできる環境を選ぶことに、なんの問題もありません。

しかし、四六時中誰かと一緒にいることはできませんし、「孤独力」がない人は、人と一緒にいても結局満たされない、ということもよくあります。

「孤独力」というのは、自分がありのままの自分と一緒にいる力であると言えます。

ありのままの自分と一緒にいられない人は、他人と一緒にいても結局は自分とのつながりを感じられず、寂しいまま、ということになってしまいますね。

「なんだかふっと心が満たされる」毎日の習慣

一人でいる寂しさを紛《まぎ》らわすため、人はさまざまな行動に出るものです。

空腹でもないのに食べたり、もので自分の寂しさを満たそうとして買い物に走ったり、アルコールに頼ったりすることもあります。

実は、「仕事依存症（ワーカホリック）」も、寂しさを埋めようとする試みである場合が多いのです。

ところが、買い物やアルコール、仕事で本当に心が満たされるのかというと、そんなことはないはずです。

それらは、「満たす」体験ではなく、「一時的にしのぐ」体験にしかならないもの。

その後にはかえって寂しさが強くなることも多いのです。

そして、「もっと」を求めることになってしまいます。

買い物にしても飲酒にしても仕事にしても、それに「依存」してしまうと、ありのままの自分を受け入れられなくなってしまうからです。

もちろん同じ買い物でも、ありのままの自分への愛の延長線上にある買い物なら、満たされる体験になります。自分のことも大切にできるはずですし、「もの」とのつながりを感じることもできるはずです。

でも、とりあえず寂しさを埋めるための買い物の場合、「これさえあれば満たされるのではないか」と、「足りない自分」を補うように、「もの」を求めているのです。そんなときに買ったものにはどこにもつながりを感じることができず、粗末にしがちです。

仕事についても同じです。ありのままの自分でいられるような仕事なら、満たされる体験になりますが、寂しさを紛らわすための仕事の場合、何かから逃げるような形で行われることが多いのです。ですから、仕事を通して世界とのつながりを感じるような体験を持つこともできません。ただただ、寂しさに向き合わずにすむように、時間を仕事で埋めていくだけ、ということになってしまいます。

これは、寂しさを埋めるために他人といたがる人と同じです。ありのままの自分をさらけ出せず、あるいは受け入れてもらえず、結局は寂しいままなのです。

「自分は一人なんだなあ」ということが気になりすぎてしまうのは、「今」から気持ちがそれてしまっているとき。「一人はよくない」というメガネで自分を見てしまっているときなのです。

ここでも、「今」にいることがとても大切なキーワードになります。

実は、**寂しさというのは、「今にいないこと」を示す感情でもあります。**

「今」にいれば、「ありのままの自分」とのつながりも得られますね。

何かに集中して取り組んだり、完全にリラックスして気持ちよさを感じたりすることこそが、まさに「今」にいるということなのです。これは、むしろ一人でいるときのほうがやりやすいかもしれません。

一人でいるときに何かに集中していると、寂しさを感じないはずです。料理に没頭したりゆったり入浴したりしていると寂しさを感じないという人も多いでしょう。

それは「今」にいるからです。

大切なのは「何をするか」ではなく、「どういう意識でするか」。することは何であれ、「今にいる」ことが寂しさからの解放に必要なのです。

ポイントは「行動」ではなく「意識の持ち方」です。

「与えること」で手に入る、心の底からの満足感

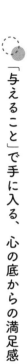

もう一つの「意識の持ち方」は、心の姿勢を「得る」ほうに向けるか、「与える」ほうに向けるか、ということです。

私たちは、何かが得られないから寂しいのだと考え、何かを得ようとするものです。その「何か」とは、愛であったり、人から認めてもらうことであったりするでしょう。

しかし本当のところ、何かを得ようとすると、かえって寂しくなるものです。何かを得ようとするときには、常に「足りない自分」「満たされていない自分」を意識してしまうからです。

一方、何かに集中しているときには寂しさなど感じません。そのようなときには、何かを得ようとはしていないものです。

あるいは、心から何かを愛《いと》おしんでいるとき。

こんなときも寂しさは感じないものです。ですから、**寂しいと思ったら、何かを得ようとするよりも、何かを与えることを考えたほうがよい**のです。

たとえば、しばらく連絡を取っていなかった人に、心を込めて手紙を書いてみる。少額でよいので、慈善団体に寄付してみる。自分が普段使っているものを、感謝の気持ちを込めて磨いてみる。掃除も、「自分にとって快適な空間をつくるため」ではなく、「大切な部屋への感謝の気持ちとして」やってみる。

そんなささやかな「与える行為」が、寂しさを解消してくれます。

掃除という同じ「行動」であっても、心の向きを「得る」から「与える」ほうに向けることで、まったく違った気持ちになるのです。

もちろん、ここで「与える」のは、結果として何かを得るためではなく、ただただ与えるためです。

実は、「与える」というのは、「今」にいるために必要な強力な姿勢です。「得るために」という目的がついてしまうと、それはすでに「未来の結果」に目がいっていることになります。見返りなくただ「与える」というとき、心は完全に「今」にいます。**見返りなく、ただ「与える」ことに夢中になると、心の底か**

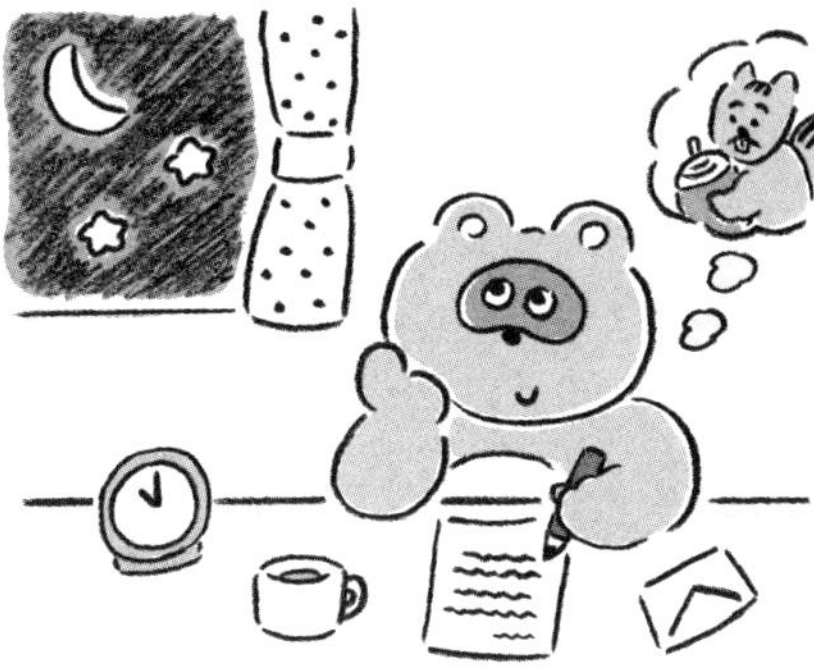

「気持ちを込めて誰かに何かを」――心の向きが変わります

ら満足感を得ることができます。

「自分はなんのためにこんなことをしているのだろう」という感じ方に対しても、そうやって対処することが可能です。

「なんのために」と、その「意義」や「目的」を考えるときには、やはり「得る」ほうに目が向いています。

でも、「与える」ことに目を向ければ、「何のために」ではなく、ただ単に目の前の仕事を丁寧にやっていくことの気持ちよさを感じられるはずです。

今日から心地よい夜を過ごす方法

夜、一人で家にいるとき、寝る前など、特に理由もなく寂しくなることがありませんか？

誰かと一緒にいたい、誰かと話したい、と切実に感じるのはそんなときが多いでしょう。どうしても誰かと話したくてSNSに投稿してみたけれども、誰からも反応がなくてとても寂しくなる、などというときもありますね。

実は、このこと自体は大した問題ではありません。

人間の頭脳は、一日の活動の中で疲れていきます。

夜になると、特に知的な部分に疲れが出るために、どうしても感情的になってくるのです。昼間は知的な部分が感情をコントロールしているのですが、夜にな

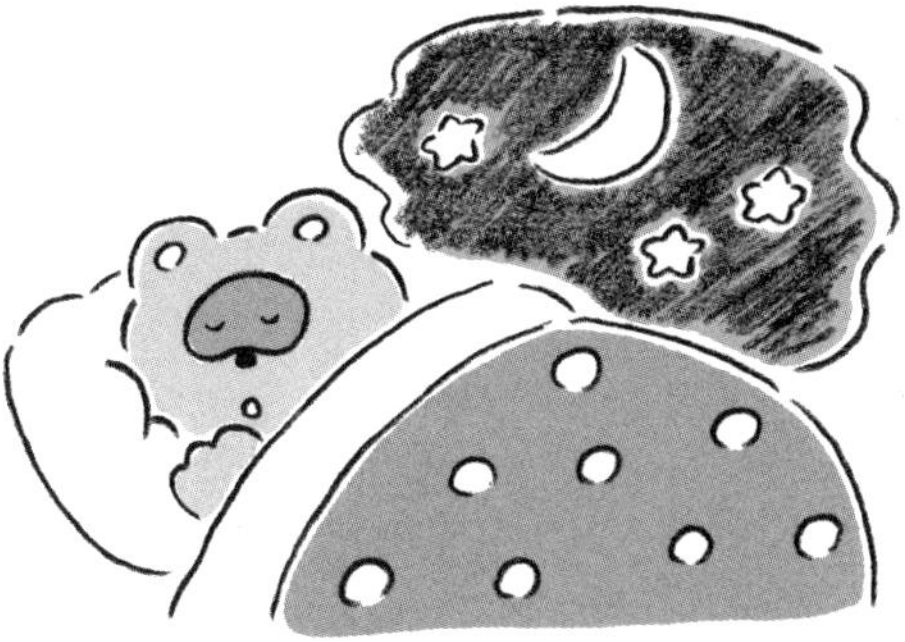

「よく眠る」ことで解決できることはたくさん

ると知的な部分の力が弱まって、感情が感じたい放題になる、と考えるとわかりやすいでしょう。

また、夜という環境もあります。暗く、多くの人が家の中にいる時間。もともと寂しさを感じやすい時間でもあるのです。

こんなときの解決策は、とてもシンプルですが、「眠ること」。

夜に感じる寂しさは、自分が本当に感じている寂しさよりも、強いのです。

「昼間は本当の感情が抑制されていて、夜感じる気持ちのほうが本物では」と思うかもしれませんが、そんなことはありません。人間は知的な生き物。知性と感情のバランスがとれているときの感じ方が、「本物」なのです。

夜にやたらと人恋しくなるというのは、頭脳の疲れによる「気にしすぎ」。

そんなときには、眠って頭脳を休めるのが一番です。

159ページで、寂しさは疲れの表われであることもある、とお話ししましたが、疲れて気力・体力が落ちていると、寂しさを感じやすいもの。寂しさそのものを何とかしようとするのではなく、「ああ、疲れているんだなあ」と気づいて、普段よりも自分に栄養や休息を与えていたわってあげましょう。

頭がリラックスする「身体の使い方」

109ページでお話ししましたが、感情的になってしまったときは身体を使う、というのは、どんな感情のときも同じ原則。

寝る前の寂しさは、もともと大した問題ではないことを、大げさに感じてしまっているもの。

眠りたいけれど、寂しさゆえになかなか寝つけない、ということもありますね。

寝る前にお酒を飲んだりすると、ますます感情的になって寂しさが募ることもあります。また、アルコールには睡眠を浅くしてしまうという作用もあるので要注意です。


そんなときには、やはり身体に頼ってみましょう。寝る前ですから、エネルギーを発散するよりはリラックスするものが効果的。身体が興奮するような運動は夜遅く行なうと、かえって眠れなくなることが知られています。

自分の身体をいたわるようなヨガやストレッチはいかがでしょうか。

あるいは、呼吸に集中するというのも、気持ちが落ち着きます。

これも、「今」にいるための一つの方法です。

後は、眠れないということにあまりとらわれないこと。

寂しい思いをしている友人がいたとしたら、一晩中話を聴いてあげるなど、優しく寄り添ってあげるのではないかと思います。

自分自身に対しても、そんなふうに優しく寄り添うつもりで、眠れても眠れなくても自分と一緒に時を過ごそう、と思ってみてください。

いつの間にか、心地よい眠りに落ちているはずです。

トンネルから抜け出すための「悲しみのプロセス」

寂しさは、悲しみにも近い感情で、「何かを失った」ということを示す場合もあります。

家族など大切な人と死別したときは、強い寂しさに襲われます。一緒に生活をしていた人と別れるのは、とても寂しいことです。また、失恋後の寂しさなども、まさにそういう性質のもの。

こんなときには、何をやっても、その寂しさは埋められないものです。

そして、寂しさが埋められないのは、当たり前のことなのです。

人は大切な何かを失うと、「悲しみのプロセス」を通る必要があります。

「悲しみのプロセス」は、「信じられない！」「現実でなければいいのに！」というところから始まります。

続いて、「もう前のように幸せを感じることはできない」などと深い悲しみを感じます。そして、最終的には失った事実を受け入れる、というふうに進むのです。

その途中には、悲しみだけでなく、さまざまな複雑な感情が出てきます。

このような「悲しみのプロセス」の中では、もちろん強い寂しさを感じます。

ほかの幸せそうな人たちが、「うらやましい」を通り越して、自分とはまったく別世界の人のように見えることもあるでしょう。

「心を癒すプロセス」をしっかり歩もう

しかしこの「悲しみのプロセス」は、自分の心をいたわるためにとても重要な時期です。**この時期に内向きになることによって、心の傷の癒しが進むのです。**

大切な人を失うと、「いなくなってしまった」というところだけに目が向いてしまいます。その別れの形が衝撃的であればあるほど、その傾向は強まります。

そのように「喪失」という一点だけにとらわれてしまっている自分の視野を、少しずつ広げていくのが「悲しみのプロセス」です。

大切な人と死別した場合、その人が自分らしく毎日を生きていたという人生の積み重ねがあり、死はその最後の一点に過ぎなかったのだということが認識されていきます。

最終的には相手が自分の人生に存在していたことの意義まで含めて、相手のすべてを受け入れるようになるのです。

ここまで来ると、多くの場合、「生きていたときよりも近くに感じる」というような感覚が得られます。

もちろん、思い出したときの寂しさは、ある意味では一生続くかもしれません。しかし、「悲しみのプロセス」の真っ最中の激しい寂しさとは違うものになっていきます。

このプロセスを経ないと、喪失を認めることができず、いつまでも相手がいたときと同じように暮らしてしまいます。ぽっかりと穴が開いたような人生を続けることになってしまうのです。

すると、「現在の」自分を支えてくれる人たちに心を開けなくなったり、「現在の」自分により合ったことができなくなったりすることもあります。

「悲しみのプロセス」が必要なのは、死別のときだけではありません。

失恋も人生にとって大きな別れの体験です。

長い時間を共に過ごした恋人であったのなら、その人と別れた後は、間違いなく「悲しみのプロセス」を通る必要があります。

そんなとき、一人でいるのはイヤだと感じることもありますし、人に会って気を紛らわそうとすることもあるでしょう。ところが、「悲しみのプロセス」の最中には、本当の意味で満たされて感じることはないと思います。

人と一緒にいても満たされないときに、そのことを問題だと感じる必要はありません。「悲しみのプロセス」というのは、そういうものだからです。

単にそういう時期なのだと思うようにしましょう。

満たされることを目的に人と会ってしまうと、ますます寂しくなってしまいますが、人と一緒にいることそのものはプラスに生かすこともできます。

「悲しみのプロセス」を乗り越える際には、人の支えがあったほうがよいからです。ありのままの自分を受け入れてくれる相手であれば、一緒に過ごすことで、自分がどんな体験をしたか、今どんな気持ちかを聴いてもらうことができます。「悲しみのプロセス」を前進させることで、寂しさから早く抜け出すことができるのです。

また、そうやって支えてくれる人がいるという事実からも、つながりを感じ、寂しさを減らすことができるはずです。

自分の気持ちを「悲しみのプロセス」として認識することは、大きな意味で、自分や世界とのつながりを保つための一つの方法です。

「人は大切な相手を失った後にはこういうプロセスを経るものだ」という認識を持っていれば、自分一人が世界から切り離されてしまったと感じないですむからです。

どんな人にも大切な相手がいて、その相手を失うと同じプロセスを経る。それを知ることができれば、**「誰もが同じ経験をするんだな」とつながりを感じることができるはずです。**こうして、寂しさは軽くなっていくのです。

「今、自分が持っているもの」に目を向ける

死別、好きだった相手との別れなど、明らかに喪失体験として受け入れたほうがよいものがある一方で、**自分の意味づけによっては「喪失度」を下げることができるものもあります。**

たとえば、年をとることを思うと寂しくなります。それは、失われていく若さや可能性に目を向けているからです。「親が年をとったなあ」と思うときも寂し

くなりますが、それは今まで自分のことを育ててくれた「強い親の喪失」に注目しているからです。

これらの寂しさは、ある意味、当然のものです。しかし、ありのままの自分やありのままの親とのつながりを意識してみると、あまり寂しさを感じなくなります。

「ありのまま」とのつながりを意識する、というのは「若いほうがよい」「親は強いもの」というようなメガネを通して見るのをやめる、ということです。

これらのメガネを外せば、視野が広がり、それ以外のものが見えてきます。

年を重ねる中で親が最近「はまっている」こと。

自分が年を重ねる中で前よりも成長してきたところ。

そんなことを見ていると、**「年をとる」ということには、「いくつになっても成長を続ける」という要素も十分にあるということに気づくはずです。**

身体の機能が落ちても、精神的な成長は続きます。

自分が外的な条件にばかりとらわれていた、ということにも気づくでしょう。

自分が外的な条件を失う寂しさを感じるときは、さらに優しい人間になるチャンスです！

また、たとえば、仲がよかった友人と久しぶりに会った際に、生活環境がお互いに変わってしまい、距離を感じたというときにも寂しくなりますね。

こんなときに寂しさを感じる理由は、「変わらない親しい相手」を失っているから。

でも、環境の変化に伴って関係性が変わっていくことも、人生の中では必然です。それは、**それぞれが前進した結果とも言えます。**

「仲がよかった友人はいつまでも変わらずに親しくいてほしい」というメガネを通して見るのをやめてみれば、自分とは違う環境で一生懸命生きている相手のありのままを受け入れることができるでしょう。

「かつて親しかった友人」を失ったことは事実ですから、寂しさは寂しさとして受け入れた上で、「今」の自分に合った友人との関係を大切にしていきましょう。

「大切な人にかける言葉」を自分にも

自分に加齢の兆候《ちょうこう》を認めたり、親に弱さを認めたり、久しぶりの友人に違和感を覚えたり……。そうしたことは、いずれも「衝撃」として見ることもできます。衝撃への反応の代表的なものが、「孤独感」です。

つまり、寂しさも、衝撃への反応の一つと考えられるのです。

そこで感じる寂しさが衝撃への反応なのだなと理解できれば、後はこれまでお話ししてきたように、元通りの生活に戻るだけ。**今の友人との生活を大切にしたり、今の親との日常的な関係を大切にしたりしていけばよい**のです。

それが寂しさをそのまま受け止める秘訣です。

たとえば、友人が、悩み事があったのに頼ってくれなかったとき。誰からも必要とされていないのでは、と思って強い寂しさを感じることがあります。

友人が悩んでいたのに自分を頼ってくれなかった、ほかの人を頼っていた、などということを知らされるのはショックなことです。

「衝撃への反応」として起こってくることの一つが、孤独感ですから、そこで強い寂しさを感じるのは、当然のことと言えます。

この孤独感に加え、衝撃を受けたことで自信が揺らぎ、自分は誰にも頼られない人間なのではないか、誰からも必要とされていないのではないか……と、「寂しさスパイラル」に向かっていきます。

こんなときに、自分の中でバランスをとるために、「もしも他人に同じことが起こったら」と考えてみましょう。99ページで「思い込みのメガネ」に気づくためにお話ししたのと同じやり方です。

あなたの友達の誰かが、人から頼られなかった、と落ち込んでいるところを想像してみてください。あなたはその人のためにどう考え、なんと言うでしょうか。

まさか、「あなたは誰にも必要とされていないのよ」とは言わないですよね。

人が誰かを頼らないときには、いろいろな理由があります。

その人は、誰にも頼らないというタイプの人なのかもしれません。

その悩み事は、別の人のほうが「向いている」ものだったのかもしれません。

あるいは、あまりにも余裕がないために、たまたま目の前にいた人に頼っただけなのかもしれません。

ある特定の悩み事で頼られるということと、人から必要とされないということは、別のことです。


おそらく、もしも他人に同じことが起こったら、あなたはそのようなことを伝えてあげるのではないでしょうか。それにプラスして、「確かに、友達が頼ってくれないときってショックだよね」ということも言ってあげるかもしれませんね。

まったく同じことを、自分自身にも言ってあげましょう。

「でも私の場合は違うのではないか」と思う気持ちは、衝撃に反応している証拠です。

衝撃への反応は、「足りないところ」探しが基本。「足りないところがあるから、頼られなかったのだ」と言いたがるのです。

衝撃を受けたときの原則はいつも同じ。自分に現在起こっていることが、衝撃への反応だということを認めましょう。

強い寂しさを感じるのは、衝撃を受けた以上、仕方のないことです。

その上で、**「ほかの人に同じことが起こったら言ってあげること」**を考えてみれば、心の土台ができてぐらつかなくなり、回復が早くなると思います。

元通りの生活に戻る準備がスムーズにできるはずです。

時には「ゆっくり立ち止まること」も必要

「いつまでもクヨクヨしないで！」「前向きに！」などというポジティブ思考は、実は、心が持つ本来のしなやかさにフタをしてしまうことがあります。

衝撃への反応にしろ、「悲しみのプロセス」にしろ、人間には、それなりに踏まなければならない過程があります。

そこに単にポジティブ思考を押しつけてしまうと、それは必要なプロセスの軽視、ということになってしまいます。

人が本当に前向きに生きていけるようになるためには、きちんとプロセスを経ることが必要なのです。

「いつまでもクヨクヨしてはいけない！」と思ってしまうと、プロセスが混乱したり停滞したり、ひどい場合には逆行したりしてしまいます。

「悲しみのプロセス」を踏むべき時期に「私は強いから大丈夫！」と無理をしてしまうと、後になってから心の病気を発症することすらあるほどなのです。

2章で述べた「感じて当たり前の不安」を否定してしまうと、不安はかえって膨らみます。より強く気になりだしてしまいます。

また、3章で述べましたが、イライラする自分を未熟だと否定してしまうと、イライラのエネルギーは増します。

すべての感情には意味があります。

そして、それらの意味を認めないほどの「ポジティブ」とはなんでしょう。

それは、やはりありのままの自分の否定にほかならないのです。

「ポジティブ思考」の人は、他人にもそれを押しつけがちです。そうしないと自分が落ち着かないからです。

そもそも常にポジティブであろうと無理をしているので、自分自身が安定していられないのです。

本当にポジティブに生きていきたければ、自分のありのままを受け入れること。

何かを失ったときに「悲しみのプロセス」を通ることも、状況に応じてさまざまな感情を覚えることも、すべては当たり前のこと。

そうやって受け入れることが、いちいち「気にしすぎる」心の働きを防ぎ、いつでも最大限にあなたを輝かせる秘訣です。

5章

もうちょっと〝いい加減〟になっても大丈夫

——「賢い割り切り方」ができるヒント

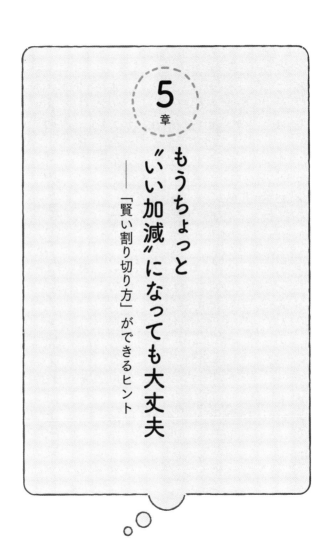

「まあ、なんとかなるだろう」と思えれば上出来

取引先でのプレゼン、志望していた会社の面接など、大事な場面でうまく振る舞えなかったことがいつまでも忘れられない。

人前で注意されたこと、怒られたことをずっと気にしてしまう。

こういうときは、それ自体が思い出すのもイヤなことであると同時に、その後の行動も縛《しば》ってしまうものです。「また同じ失敗を繰り返すのではないか」と思うといろいろなことに対して消極的になりますし、人前に立つのが怖くなってしまったりするでしょう。

これらは、今までにたびたびお話ししてきた「衝撃」そのもの。

人前で失敗すると、ショックを受けます。ですから、その衝撃が心に深く刻ま

れると同時に、「二度と衝撃を受けたくないモード」に入ります。

こんなときも、「衝撃への対応」の原則は変わりません。**自分は衝撃を受けたのだということを認め、ショックが和らいだら、元通りの生活に戻る、**ということです。

それは日頃の業務であったり、掃除洗濯などの家事でもいいのです。毎日積み重ねてきたことを意識してやることで、心の平穏を取り戻しましょう。

もちろん、失態の理由がわかっていて、何かしら改善できることがあるのであれば、改善したほうがよいでしょう。

そのように「改善できること」だけ加えて、後はもともとやっていたところに戻ればよいのです。

「失敗を引きずる自分」がいてもいい

そうはいっても、失態をいつまでも引きずってしまう、ということは多いですね。

一般に、衝撃への反応がやけに長引くときには、自分で自分を責める悪循環に陥ってしまっていることがほとんどです。

本来、衝撃そのものは、「ひどい目にあった」ということを認め、「ああ、自分には今、衝撃への反応が起こっているんだな」と思うことによってだんだんと治まっていきます。しかし、自分を責めてしまうと、衝撃からの回復が長引いてしまうのです。

なぜこのようなことが起こるのでしょう。

衝撃から回復するためには **「まあ、なんとかなるだろう」という感覚を取り戻すことが必要**です。

衝撃によって決定的に失われるのが、この「まあ、何とかなるだろう」という感覚。「まあ、何とかなるだろう」と思えないので、警戒モードに入り、周囲も自分も疑う、ということになってしまうのです。

足の指をどこかにぶつけたときにしばらくジーンと痛みが残る、ということをお話ししましたね。心もそれと同様で、回復にはそれなりの時間がかかりますし、その間には一連のネガティブな気持ちが出てくるものです。

ただそれだけのことなのです。

それなのに、余計な意味づけをして「いつまでも引きずる自分はダメだ」などと自分を責めてしまうと、いつまでたっても「まあ、何とかなるだろう」という感覚を持つことができないのです。

つまり、**焦《あせ》れば焦るほど、実際には回復が遅れてしまう**、ということになります。

イヤなことを言われたり、失敗したりすることは、人間にとってはもちろんダメージにつながります。回復には少し時間がかかるということを知っておき、今は引きずっていてよいのだ、と自分を肯定してあげましょう。

187ページで、無理な「ポジティブ思考」は心が本来持っているしなやかさにフタをする、ということをお話ししましたが、まさにそういうことなのです。

イヤなことを言われたり、失敗したりしたら、当然衝撃を受けて、一連のネガティブな気持ちを体験するものなのです。

そこに「ポジティブ思考」を押しつけてしまうと、ポジティブに考えられない自分はダメだと思ってしまい、自分を責めるモードに入ってしまいます。これこそが、「気にしすぎ」につながるのです。


衝撃を受ければ、誰でも一度はノックアウトされてしまいます。

でも、それを「衝撃を受けて反応しているだけだな」と考えて受け流せるか、「なぜ自分はこれしきのことでネガティブになるのか」と自己否定に入るかで、経過が違ってきます。

もちろん前者のほうが、はるかに立ち直りが早くなります。

衝撃を受けたときに起こる反応についてよく知っておくことは、こんなところでもとても大切なのです。

「よく見せよう」とすると、誰だって疲れます

デートなどの帰り道、

「あんなことを言わなければよかった」

「どう思われただろう?」

と気になってしまって落ち込む、ということはありませんか?

些細なことでこう思ってしまうことはよくあります。

本当に「言わなければよかった」ことを言ってしまったときならわかりますが、そうでないときも、デートの帰り道などにはこういうことがなぜか気になるもの。

もちろん、恋は常に「相手からどう思われているか」が気になるものなのですが、デートでなくても、楽しいパーティの帰り道などに、そういう気持ちになったことがある人は多いのではないでしょうか。

これは、実は誰にでもよくある現象。

何かの帰りにクヨクヨする、というときには、主に二つのパターンがあります。

一つは、気分の浮き沈みによるもの。

人間の気分には、浮き沈みがあります。デートやパーティなど盛り上がるときには、ちょっと普段よりも気分が高揚しているはず。

その後一人になると、その分落ち込むのです。

そして、気分がハイになっているときには、普段だったら言わないようなことを言ってしまいがち。それだけ「後悔の確率」も高くなるのです。

気分の落ち込みは、家族と一緒になったり、ほかの人と話したりすると、また回復してきます。あるいは単に時間の経過の中で、落ち着いてきたりするものです。ですから、人と会った後の違和感にそのまま巻き込まれていく必要はありません。

「ああ、今まで興奮していた分、気分が落ち込んでいるんだな」と理解すれば十分です。

あまりにも浮き沈みが激しいときは、むしろ興奮しすぎないように気持ちをコントロールするとよいでしょう。楽しい場でも興奮しすぎないように、抑えめにしておくと、その後の気分の沈み方も軽くなります。

「気分」は些細なことで上下するもの

もう一つは、緊張からくる疲れです。

人と一緒のときに「よい顔」をつくろうとすると、どうしても疲れてしまいます。デートの場合も、「恋人からよく思われたい」という思いでデートをすると、常に緊張してしまい、疲れがたまります。

すると、デートの後一人になったときに、疲れがドッと出てくるのです。

疲れと憂うつは仲間同士。ですから、疲れたときには暗い気持ちが出てきます。

緊張からくる疲れの場合も、休息をとれば、また体勢を立て直すことができます。「疲れているから、必要以上に気にしているのかもしれない」と考えることで、不安に歯止めをかけましょう。

自分に何が起こっているかを知ることは、「未知」をなくし、不安を軽くする効果がある、ということをお伝えしましたね。

ちなみに、自然体で相手と一緒にいた後には、こういう気分にはなりません。ですから、相手と別れた後の落ち込みは、相手と一緒にいたときにいかに「ありのままの自分」を隠していたか、ということでもあるのです。

デートの後のクヨクヨを減らしたければ、デート中に「相手によく思われたい」という気持ちをできるだけ手放すことが効果的です。

相手と自然体で一緒にいられることが、何よりも幸せなこと。自然体で一緒にいられるパートナーを見つけることは、とても価値のあることです。

「自然体でいたら嫌われてしまう！」と思う人は、自然体でいられない相手と、なぜ一緒にいるのだろうか、ということを一度考えてみてください。

「予定通りにいかないとき」は、思い切って休む

毎日の生活は、なかなか思うようにならないもの。

そんな中、できなかったことばかりが気になることは多いものです。たとえば、洗濯も、片づけも、ご飯の準備も……と思っていたのに、「疲れて寝てしまった」と後悔することもありますね。

できなかったことはできなかったこと。こればかりは認めなければならない現実です。

現実と争っても勝ち目がない、ということは前述しました。

現実を受け入れないことの最大の問題は、「先に進めないこと」。現実を受け入れないということは、現実に「抵抗」して、ずっと同じ場所で踏ん張っているということですから、先に進めないのです。

できなかったことが気になる、というときには「どうしてできなかったのだろう」というところにいつまでも立ち止まることになります。

これは感情としては理解できます。しかし、実はこのような状況でも、175ページでお話しした「悲しみのプロセス」を応用することができるのです。

「やる予定だったことができなかった」というのは、「できたであろう未来」の喪失、という意味を持っています。

「洗濯、片づけ、ご飯の準備ができたであろう自分」を失った、と考えれば、そこに一連の感情的なプロセスがあるのも当たり前なのです。

やりたかったことができなかった悔しさは当然のこと。

それはそれで感じながら、「でも、ほかに選択肢があったのだろうか」ということをよく考えてみましょう。

できなかったことには必ず理由があるのです。

たとえば、**「疲れて寝てしまった」というのも立派な理由。**

人間は生命を維持しなければならないのですから、疲れれば寝るようになっています。逆に、疲れても眠れなくなったときは、命の危機にさらされることになります。

誰だって、「できるだけのこと」は、やっているもの

間違いなく言えることがあります。

それは、**どんな人も「できるだけのことをやっている」ということ。**

「自分は努力が足りないだけだから、できるだけのことなんてやっていない」

「ほかの人はもっと頑張っているのでは」

と思う人も多いでしょう。

でも、その時点でそれしか努力できないことには、やはり理由があるのです。

疲れがたまっている。気力がなくなっている。落ち込んでいる。ほかのことが

気になっている。

なんであれ、できないことには理由があります。そして、できることは誰でもちゃんとやっているのです。

「できなかった」という事実を受け入れなければ、いつまでも、大切な人を失ったことを認めずに過去に生きているのと同じ。

「やろうと思っていたけれども、やっぱり眠くて寝てしまったな。でもそれだけ身体が睡眠を必要としていたということなんだな」と認めること。

そして、できなかったことの悔しさがあれば「それにしても悔しかった」と感じ、思い通りにならなかった自分をいたわり、前進していけばよいだけなのです。

「できなかった」というところにいつまでもとどまっているのは、時計の針を自分で止めてしまっているのと同じことになります。

目標への道は、一直線でなくてもOK

疲れて寝てしまった、というのならまだわかります。

でも、ダイエットをしようと決めたのに、友人とディナーに行きデザートまで食べてしまったときは？

自分で決めたことも守れない、また太ってしまう……と、せっかくの楽しい気持ちもどこかへ吹き飛んでしまう、ということもありますね。

ダイエット中においしいものを食べるのは、貴重な骨休め。ディナーにデザート、これはダイエット中にはなかなか味わえない幸福ですよね。

そんな幸福を、落ち込みによって台無しにしてしまうのはもったいないことです。そして、そんな「後悔」がやけ食いにつながり、結果的にダイエットを失敗させてしまう、ということにもなりかねません。

そもそもダイエットというのは一時的にはうまくいくように見えても、なかなか成功しないものです。

その多くが、「必要でないダイエット」だからです。

人間の身体は、自然なバランスをとるようにできているもの。ですから、自然なバランスを超えてやせようとしても、結局もとに戻ってしまうのです。

唯一、長期的に見て成功するダイエットは、生活習慣を変えるタイプのものです。

たとえば、ジャンクなものばかりを食べている人、身体を十分に動かしていない人。そんな人たちが、素材を味わう健康的な食生活に変え、運動を楽しむようになると、ダイエットの効果が現われます。

私が知っている限り、それが唯一の「成功するダイエット」です。

それ以外のものは、リバウンドしてしまったり、ダイエットにとらわれすぎて摂食障害に至ってしまったりと、いずれも「不成功」の道をたどっていきます。

ダイエット成功の秘訣も「今を楽しむこと」

このタイプの「成功するダイエット」のキーワードは「今」です。「今」おいしい素材を味わって食べる、「今」身体を動かす喜びを感じる、というもの。「やせるために」という未来志向とは違うのです。「未来の結果」にとらわれて現在が乗っ取られてしまうダイエットは、決して成功しません。

また、「今」楽しむことがキーワードなのであれば、食べてしまったものを後悔する、というのはその正反対の姿勢。

ディナーに行くと決めたら、そしてデザートを食べると決めたら、その「今」を徹底的に楽しめばよいのです。

もちろんカロリーオーバーでしょうから、また明日から普段通り、ダイエットのための生活習慣に戻りましょう。

「できるだけ頑張る」のと、完璧主義にとらわれるのとでは、まったく違います。

この状況を「決めたことも守れない」と見るのか、「ダイエット状況下でも、おいしそうなものがあれば食べるという柔軟な対応ができている」と見るのかで、自分の見え方がまったく変わってきますね。

「自分をとても大切にする日」をつくる

「帰り際に頼まれた仕事を断れずに引き受ける」ということを繰り返し、疲れがたまって自分のやりたいことができずに後悔する。

そのような場合を考えてみましょう。

「後悔」というのは、自分を責めること。

「仕事を引き受けなければよかった」と後悔するときには、自分のことを「どうして仕事を引き受けたりしたの？」と責めているということです。

仕事を引き受け続けたために、疲れがたまった、というだけでも十分な被害。

本来、ねぎらうべき立場にいる自分を、責める必要はありません。

ですから、自分にかけるべき言葉は、「どうして仕事を引き受けたりしたの？」

ではなく、**「ひどい目にあったね」「やりたいことができなくて残念だったね」**です。その上で、「これからはもっと自分を大切にしよう」と考えれば十分なのです。

後悔で心がふさがっているときは、「どうして仕事を引き受けたりしたの？」と自分に問い続けているもの。一般に、「どうして？」という姿勢は、現実の否認であり、前進を妨《さまた》げるものです。

それよりも、自分をねぎらい、今後に向けての「傾向と対策」を練りましょう。

まずは「今日だけは帰ると決めた時間に帰る」という日をつくってみましょう。

そして、仕事を頼まれても「ごめんなさい、今日だけはどうしても用事があって」と言えば断ることは可能です。

「用事がある」と言うと、嘘をついている気持ちになってしまう、という人もいるかもしれません。

しかし、**自分のケアをするのはとても大切な「用事」です。**

ほかの人の用事は優先されて自分の用事は後回し、などというのは変なことです。**自分を守れるのは自分だけ**なのですから。

また、「帰り際に頼まれた仕事を断れず引き受ける」という行動の繰り返しが、相手に「この人は突然でも引き受けてくれる」というイメージをすり込んでしまっている、という側面にも注目してみましょう。

相手の攻撃を「真正面」から受け止めない

人前で責められたり、理不尽に怒られたりすると、悔しい・腹が立つなどの感情が入り交じり、気になって、気持ちの整理がつかなくなることがあります。

責められたり、理不尽に怒られたりするのは、「衝撃」として体験されます。ですから、足の指をどこかにぶつけたときと同じように、しばらくの間は心の痛みが続くのは当然です。

しかし、なかなか気持ちの整理がつかないというときには、「何が起こったのか」があまり整理されていないことが多いものです。

「何が起こったのか」が整理されないと、受け入れて先に進むこともできません。人は「悲しみのプロセス」を必ず乗り越えることができる、ということをお話ししました。

しかし、何を失ったのかが明らかでないと、「悲しみのプロセス」にきちんと入ることもできません。


自分のせいで失敗した、というときには、ひどく落ち込むでしょう。

それでも、落ち込むだけ落ち込めば、つまり「悲しみのプロセス」を通り抜ければ、またいつも通りの自分になることができます。

しかし、それが理不尽な攻撃である場合など、「自分の失敗」として引き受けることができない性質のものでは、「悲しみのプロセス」を進むことができなくなってしまうのです。

どうしても「気持ちの整理」がつかないときは

たとえば、

「自分がやったことが確かにきっかけではあった」

「大きなところでは自分にも非があった」

という場合でも、その責められ方、怒られ方が理不尽だったら……。

きっと、反発したくなってしまいますよね。


そんなときに思い出してほしいのは、147ページでお話しした**「怒っている人は事情がある人」**ということ。相手の言い分に理があるとしても、その言い方が感情的である場合には、その人は自分の困った気持ちをこちらにぶつけてさているのです。


なんであれ、自分が「受け入れがたい」と感じるものは、自分にとって攻撃的な形でもたらされているもの。受け入れがたいと感じるので、それに対して防衛的な反応が起こってくるのです。

それが「悔しい」という気持ちです。

たとえ自分の側に非があったとしても、相手はどんな言い方をしてもいい、ということにはなりません。

誰かに似たような非があったとして、自分もそんな言い方をするだろうか、と考えてみれば、相手がいかに感情的になっていたかがわかるでしょう。

人に注意をするときの基本は、行動と人格を区別すること。

注意すべきは相手のとった行動であり、人格否定をする必要はありません。

自分が「人格を攻撃された」と感じるような注意をされたときには、相手がその二つを混同してしまっているとき。

それだけ、相手は「困ってパニックになっている」ということです。

注意をする側の基本が「行動」と「人格」の区別。

そのことを裏返せば、注意を受けた側にとって重要な区別は、その「内容」と「表現の仕方」の区別です。内容がどれほど的《まと》を射ていても、その表現に人格攻撃的な要素があるのであれば、そのまま受け入れる必要はありません。

自分の中で改めるべき点だけ認めたら、後は、
「それにしても、あんなひどい言い方をしてくるなんて、相手は相当パニックになっていたのだろう」
という目で見てみましょう。

その相手の困り方を「それにしても大人げない」と見るか、「気持ちはわかる」と見るか、それはどちらでもかまいません。**単に、それが「相手の困り方」であって、自分への攻撃ではない、ということさえわかればよいのです。**

人格を否定されるような表現まで含めて全部自分の責任として飲み込もうとしてしまうと、そもそも消化できないものを食べているのと同じことになります。

相手に責任があることは相手に任せて、自分の改善すべきところだけ直し、すぐに次のステップに進んでしまいましょう。

6章

「本来のしなやかさ」を取り戻す魔法の言葉

――「心の風通し」をよくすると、いいことが続々！

「心の平和が一番大事」

人生、何を目標とするかによって、生き方が大きく変わってきます。

「お金を稼ぐ」「社会的地位を上げる」などを唯一の目標とすると、自分に嘘をつかなければならないシーンも出てきて、「心の平和（やすらぎ）」を最優先にすることができなくなってしまいます。

でも実際に、世の中で人望もあって長期的に活躍している人は、「心の平和」を唯一の目標にしていることが多いものです。

何の無理もせず、自分についても他人についてもありのままを認め、現実に逆らわず、「今」に生きる。

本書のあちこちで書いてきたことが、実は「心の平和」をつくることにすべてつながっているのです。

心が平和なとき、私たちは持てる力を最大限に発揮し、自分や他人、そして世界ともつながることができます。

心の平和に注目していくと、「心の平和をとるか、自分の『正しさ』をとるか」が問題になることがよくあります。自分が正しいと主張し続けることと、心の平和は、実は両立しないことが多いのです。

126ページでお話ししたように、人にはそれぞれの事情があり、その中で「正しい」と感じることは人それぞれです。

相手から見た「正しさ」は、こちらが考える「正しさ」とは往々にして違うもの。

そこにこちらの「正しさ」を押しつけていくと、相手から防衛されたり、現実と争ったりすることにもなります。

これでは心の平和は実現しません。

人からいろいろと意見を言われて、どう行動していいかわからなくなったときは、「自分の心の平和」を最優先に考えてみましょう。心が平和ということは、何とも綱引きをしていない状態。

相手と自分とどちらが正しいかを争うことをしていなければ、現実と争うこともありません。

相手が理解できない言動をとっていても、「何か事情があるのだな」と見れば、心の平和は保たれます。

もちろん、相手の言動をすべて受け入れる必要はなく、自分がこうしたほうがよいと思うことは、その通りに実行すればいいでしょう。その際には、「私の言っていることのほうが正しい」と、相手に押しつける必要もありません。

受け入れがたい現実に直面したときにも、

「現実は現実。それにしても自分はその中でひどい目にあったものだ。自分に優しくしてあげよう」

と考えれば、心の平和は保たれます。

「きっと何かを学ぶためのチャンス」

世の中には、今の自分の力ではどうしようもないことがたくさんありますね。

社会的なこと、環境のこと、あるいはもっと身近な職場内のことなど。

本当は変えたいのに自分の力ではどうすることもできない、ということはたくさんあります。

そんなときに、ただ「どうすることもできない」という無力感にとらわれてしまうと、絶望しますし、自分がとても小さな存在に思われてきます。そして「私は何をやっても無駄なんだ」という気持ちになってしまうのです。

こんなときにも、**「自分の心の平和」を最優先にすれば、自然に意識の持ち方が今までと変わります。**環境がどうであろうと、自分の心が平和になるように振る舞っていけば、それはまわりの人の心も平和にしていくのです。

他人を変えることはできないけれども、本来、人間は変わることができる、ということを123ページでお話ししました。

人がもっとも変わりやすいタイミングは、心が平和であるとき。

何かに対して防衛しているようなときには、そちらにエネルギーがとられてしまい、自分が変わるというところに至らないのです。


また、57ページでお話しした、「大きな視野」を持つと不安が軽くなる、ということも役立ちます。

今の自分の力ではどうしようもないことでも、その中で心の平和を最優先にしてやっていけば、きっと何かを学ぶことができると思います。後になって振り返ってみれば、「ああ、これを学ぶ時期だったのだな」と思えるはず。

そして、「後になって振り返ってみれば」というところまで待たなくても、「きっと何かを学ぶチャンスなのだろうな」と今、思うことで、心は平和になります。

理不尽な現実が次々と襲いかかってくる中、一つひとつの出来事に翻弄《ほんろう》されずに生きていくためには、**「今の自分は、何を学んでいる最中なのかわからないけれども、この一つひとつの断片も、後になってみればまとまった何かのレッスンなんだな」**という意識を持つことがコツです。

これも、「被害者役」を今すぐやめて、自分の力でしっかりと前に進んでいくための方法です。

「いつでも、自分の力で道は選べる！」

仕事でも恋愛でも、「やらされている感」「身動きがとれない感」が強くなってきたら、「被害者役」から抜け出すときです。

人生全体を「やらされている感」と共に過ごしていくと、とてもストレスがたまりますし、もったいないこと。

もちろん、会社に入ったばかりの頃や、勉強を続ける下積みのときなど、何でも思い通りにならないこともあるでしょう。自由になる時間がほとんどないなど、実際に身動きがとれないこともあるもの。

でも、そういう「物理的な身動きのとれなさ」と、精神的な身動きのとれなさは別です。「被害者役」から抜け出す方法は、「主体性を取り戻すこと」。ここでも、その方法がとても役に立ちます。

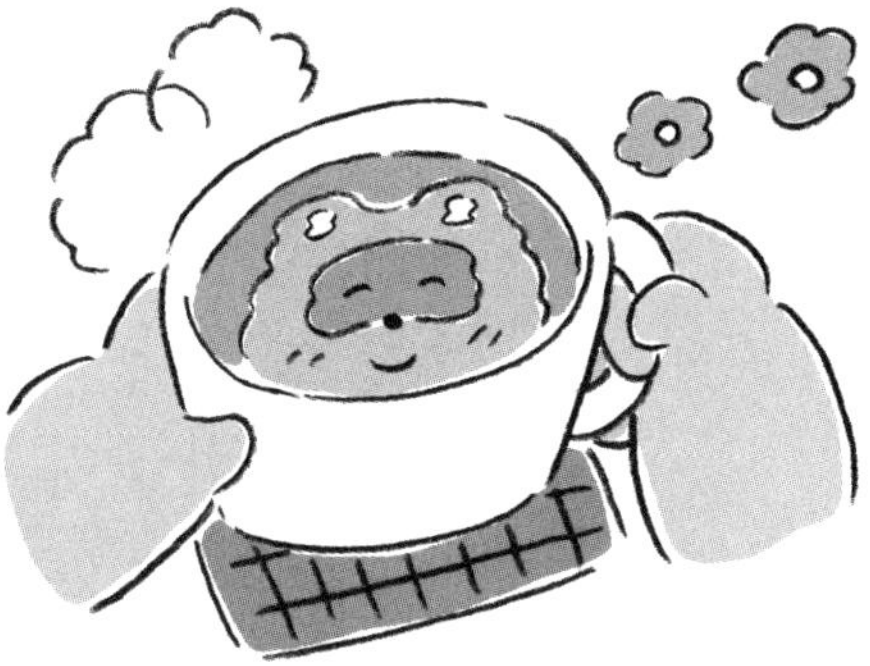

「自分のため」にいれたお茶をゆっくり味わってみる

「自分のための時間がない！」と感じるようなときこそ、五分でも時間を見つけたら、自分だけのためにおいしいお茶を入れて、味わって飲んでみましょう。

あるいは、一本だけでも花を買って飾ってみましょう。「私は、自分の意思でこうしている」と思えることを、何でもいいので、実行してみましょう。

そういう余裕すらない、と感じるときにお勧めなのは「靴をそろえる」こと。

自分が脱いだ靴を、人目があろうとなかろうときちんとそろえるのです。

これは数秒でできることです。

脱ぎ散らかした靴をそのままにすると

きには、「靴をそろえる時間すらない！」と自分をさらに追い立てているもの。それをきちんとそろえ直すことは、人生を自分でコントロールしている、という感覚を取り戻す第一歩となります。

そういう、ちょっとした「余裕」を自らの意思で持つことは、日々を楽しむ大きな力となります。

自分自身を「運命の被害者」から「自分で選んで人生を生きる人」に変える効果があるのです。

「相手は〝困っている〟だけ」

3章で「イライラは、自分が困った状況に置かれていることを知らせる感情」とお話ししましたが、この見方はあらゆる人付き合いをスムーズにします。

「怒っている人は困っている人」という呪文《じゅもん》を、あらゆる状況でつぶやいてみましょう。

自分を攻撃してくる人だと思えば傷ついてしまいますが、ただ困って悲鳴を上げている人だと思えば、傷つかずに余裕を持って接することができます。

攻撃されていると思っていたときには恐怖の対象だった人でも、「いくら困ったからって、そこまで叫ばなくても……」と笑ってしまうことすらあるかもしれません。

もちろん、攻撃的な言動に心身が怖さを感じることは、人間として当然の反応です。ただ、そこに「自分が攻撃されている」という意味を乗せるか、「単に相手が困って悲鳴を上げている」と見るかでは、その後の精神状態がガラリと変わってきます。

相手を「困っている人」と見ることは、怒っている人以外にも応用できます。たとえば、うるさくアドバイスしてくる人や、何かと決めつけてくる人。

140ページでもお話ししましたが、そういう人は、ありのままをただ受け入れることが苦手なのです。

一般に、相手のありのままを受け入れることが苦手な人は、自分のありのままを受け入れることも苦手なもの。そういう意味でも「困っている人」と見ることはできます。

「相手には事情がある」

「人を変えることはできない」
「なんであれ不愉快な言動をとる人は困っている人」
「誰もができるだけのことはやっている」

これらはすべて、人付き合いをうまくいかせるための大切な呪文です。
ぜひ、覚えておいてください。

「ありのままを、しっかり受け入れよう」

最後に、自分だけではなく、大切な人に安心感を与えるための方法をお伝えしたいと思います。

「あなたと一緒にいると、なんだかとても安心します」

「いつも元気をいただいています」

と言われるのはうれしいことですね。

また、職場の同僚や身近な友人を見て、「素敵だな。こんな人になれたら、もっと毎日が楽しくなるだろうな」と思ったことはありませんか?

実は、そんな人になる方法は、ここまでにすでに書いてきました。

ちょっとした「ポイント」をおさえることで、必ず、一緒にいるだけで居心地のよい人になることができるのです。

では、その「ポイント」をもう一度見てみたいと思います。

人に安心感を与えられる人は、「ありのままの自分を受け入れている」人です。

前の項目で説明したことの裏表になりますが、ありのままの自分を受け入れられる人は、ありのままの相手のことも受け入れることができます。

人は、ありのままの自分を受け入れてもらえたときに、もっとも居心地のよさを感じるものです。

どんな人の心も、本来はいちいち気にしない強さ、しなやかさを備えています。

つまり、本来の力を押さえ込んでいる「フタ」さえ外してあげれば、その人は豊かな安心感に満たされるのです。

相手のありのままを受け入れてあげるということは、たとえば相手がネガティブな感情にとらわれているとしても、そのままを受け入れてあげること。

「ポジティブ思考」を押しつけて必要以上に前向きに励ますのではなく、「いろいろな事情があるのだろうな」という目で見てあげることも、その一つです。

相手が今、少し心の調子を崩しているとしても、そこに注目しないで「本当はたくさんの力と輝きを持っている相手」をただ温かく見てあげる、というだけで十分です。

自分の正しい姿が見えなくなっている「メガネ」を外してあげようとしても、「変えようとされた」と思って相手は抵抗します。

また、変わることのできない自分を責めてしまうかもしれません。

相手が不安にとらわれていたら、「こういうときって不安になるよね」と言ってただ一緒にいてあげれば、相手はそこから抜け出すことができるでしょう。

相手がイライラしていたら、「大変だね。ひどい目にあったね」と温かくねぎらってあげれば、相手の気持ちは穏やかになっていきます。

そうやって**ありのままを受け入れられれば、人は自ら心の「しなやかさ」を解**

放する力を持っているのです。

人によってはちょっと長い時間がかかることもありますが、原則はみな同じ。変えようとしなくても、ありのままを受け入れてあげれば、いずれ人は変わっていきます。

そして、そんなことができるあなたは、誰からも信頼されるでしょうし、やりたいことを力強く進めていける未来が手に入るに違いありません。

（了）

本書は、小社より刊行した『なんだか「毎日しんどい…」がスッキリ！　晴れる本』を、文庫収録にあたり加筆し、改題したものです。

つい、「気《き》にしすぎ」てしまう人《ひと》へ

著者　水島広子（みずしま・ひろこ）

発行者　押鐘太陽

発行所　株式会社三笠書房

〒102-0072 東京都千代田区飯田橋3-3-1

電話　03-5226-5734（営業部）　03-5226-5731（編集部）

http://www.mikasashobo.co.jp

印刷　誠宏印刷

製本　ナショナル製本

ISBN978-4-8379-6866-5　C0130

王様文庫

王様文庫

時間を忘れるほど面白い人間心理のふしぎがわかる本

清田予紀

なぜ私たちは「隅の席」に座りたがるのか——あの顔、その行動、この言葉に〝ホンネ〟があらわれる！　◎「握手」をするだけで、相手がここまでわかる◎よく人に道を尋ねられる人の特徴◎いわゆる「ツンデレ」がモテる理由……「深層心理」が見えてくる本！

話が面白い人オモロない人

殿村政明

営業、接客、雑談、スピーチ……「笑いのスキル」で、普通の話がグッと面白くなる！　受講者10万人超えの〝笑いの伝道師〟のトーク技術をあなたに。「笑い」という大人の上質な気遣いで、あなたのファンがどんどん増えていく！

アドラー流人をHappyにする話し方

岩井俊憲

「アドラー心理学」で話すと、もっといい関係に！　◎「わかってほしい」ときの4つの言い方◎使うと「運」まで良くなる言葉　◎気まずくならない断り方　◎感謝の気持ちを〝具体的に〟表わす　◎人を勇気づける話し方……相手と「気持ちが通じ合う言葉」実例集！

K30455

王様文庫

いいことが次々やってくる！「神様貯金」

真印

「まるで、お金を積み立てて貯金をするように、『いいこと』をすれば、それに応じて、あなたの願いは次々と実現していきます」——1300年、邪気を払い続けてきた四国・松山のスピリチュアル一族が教える、絶対に幸せをつかむための、この世で最もシンプルな法則！

伊勢の陰陽師が教える「開運」の作法

宮寿山

陰陽道、古神道の教えをベースに、心身を清らかに磨き、人生を楽しむ開運の作法を紹介。招福を叶える〈秘密の呪文〉と〈護符〉付き。◇満月の月光にさらした「塩」の効果　◇神社参りと同じ効果！　「風の祓い」……「神様のご加護」をいただきながら、幸せ感たっぷりに生きるコツ満載！

神さまとの直通電話

キャメレオン竹田

「やっぱり、私は護《まも》られている。サンキュー神さま!!」……そう実感できるようなことが次々起こる秘密とは？　★心と体が「ゆるむ」ことが正解！　★「使っていないもの」は手放す　★いつでも「ある」と思って暮らす……etc.　これが、運がよくなる《波動》の法則！

K30444

王様文庫

夜、眠る前に読むと心が「ほっ」とする50の物語

西沢泰生

「幸せになる人」は、「幸せになる話」を知っている。　○看護師さんの優しい気づかい　○アガりまくった男を救ったひと言　○お父さんの「勇気あるノー」　○人が一番「カッコいい」瞬間……〝大切なこと〟を思い出させてくれる50のストーリー。

ちょっとだけ・こっそり・素早く「言い返す」技術

ゆうきゆう

仕事でプライベートで――無神経な言動を繰り返すあの人、この人に「そのひと言」で、人間関係がみるみるラクになる！　＊たちまち形勢が逆転する「絶妙な切り返し術」　＊キツい攻撃も「巧みにかわす」テクニック……人づきあいにはこの〝賢さ〟が必要です！

心が「ほっ」とするほとけさまの50の話

岡本一志

生活、人づきあい、自分のこと、どんな問題にも、ほとけさまは「答え」を示しています！　◎「運が悪い」なんて、本当にある？　◎家族・友人――「釣った魚」にこそ餌をあげよう　◎「自業自得」の本当の意味からわかること……「よい心持ち」で毎日を過ごせるヒント！

K30449